Hans-Dieter Kempf

Die kleine Rückenschule
Wirksam helfen, einfach vorbeugen

W0038967

Rowohlt Taschenbuch Verlag

Originalausgabe

Veröffentlicht im Rowohlt Taschenbuch Verlag,

Reinbek bei Hamburg, Februar 2015

Copyright © 2008/2015 by Rowohlt Verlag GmbH, Reinbek bei Hamburg

Lektorat Bernd Gottwald

Fotos Horst Lichte / Rowohlt Verlag

Umschlaggestaltung ZERO Werbeagentur, München

Innengestaltung Friederike Petereit

Satz Proforma Book (InDesign) bei

Pinkuin Satz und Datentechnik, Berlin

Druck und Bindung CPI books GmbH, Leck, Germany

ISBN 978 3 499 62859 7

Inhaltsverzeichnis

Das Konzept der Rückenschule
Hilfe zur Selbsthilfe

Die Rückenschule ist seit Mitte der 1980er Jahre das am häufigsten angebotene und das bekannteste Programm zur Prävention von Rückenschmerzen (Birgit Kröner-Herwig 2003). Die Rückenschule ist ein gezieltes Bewegungs-, Wahrnehmungs- und Verhaltenstraining, das auf eine positive Beeinflussung von Einstellungen, von Verhaltensweisen, des Befindens und des körperlichen Zustandes ausgerichtet ist. Es unterstützt Sie dabei, Ihre (Rücken-)Gesundheit, Ihr Wohlbefinden und Ihre Lebensqualität zu verbessern und einer Chronifizierung der Rückenschmerzen vorzubeugen.

++   Probieren Sie Neues, variieren Sie Vertrautes und hinterfragen Sie Gewohntes.

Mit Freude den Rücken stärken!

Die Rückenschule will im wahrsten Sinne des Wortes den Rücken stärken. Und das bedeutet auch, eine positive Haltung zu zeigen, Probleme als Chancen zu sehen und Vertrauen in die eigenen Fähigkeiten zu haben. Neben der Verminderung gesundheitlicher Risikofaktoren zielt sie vor allem auf die Stärkung von Gesundheitspotenzialen. Die Zielsetzungen lassen sich in verständlicher Weise folgendermaßen beschreiben:

● Verändern Sie Ihr «Rücken»-Bewusstsein und erweitern Sie Ihr Wissen

    Jeder Mensch hat komplexe Vorstellungen davon, was seinem Rücken schadet oder was ihn positiv beeinflusst. Diese persönlichen Theorien beeinflussen sein Handeln. Deshalb ist es wichtig, Hintergrundwissen aufzubauen, aber auch Wissen, wie ein konkretes Handeln (z. B.

Rückenmuskelübung, Walking, Progressive Relaxation) wirkt und wie diese Handlung letztlich durchgeführt wird.

- **Erfahren Sie tiefgreifende positive Körpererlebnisse**
  Gerade bei Rückenschmerzen gilt es, den Blick auf den ganzen Körper zu richten, insbesondere auf die nicht betroffenen Stellen, und vorhandene Möglichkeiten kennenzulernen und auszuschöpfen – «Was geht (noch)?» und nicht «Was geht nicht mehr?».

- **Stärken Sie das Vertrauen in Ihre eigenen Fähigkeiten**
  Das Erfahren eigener Potenziale hilft Ihnen, persönliche Möglichkeiten für die selbständige Bewältigung anstehender Aufgaben kennenzulernen und diese bewusster zu nutzen. Das Bewusstsein, neue Dinge erlernt zu haben und Dinge zu können, noch zu können oder wieder zu können, stärkt das Vertrauen in die eigenen Fähigkeiten und verbessert Ihr Selbstbild.

- **Verbessern Sie Ihre Rückenfitness**
  Stabilisieren und kräftigen sie schwache Körperbereiche und mobilisieren Sie unbeweglich gewordene Partien. Neben dieser muskulären Spannungsregulation spielt auch die Verbesserung der allgemeinen Fitness eine Rolle.

- **Lernen Sie zu entspannen und steigern Sie damit Ihr Wohlbefinden**
  Mit Hilfe einfacher Entspannungsverfahren ist eine wirkungsvolle Beeinflussung der psychophysischen Befindlichkeit zu erreichen, was auch positiv auf verspannte oder erkrankte Teile wirkt und Schmerzen reduziert.

- **Erleben Sie rückenfreundliches Bewegungsverhalten**
  Damit sind Verhaltensweisen gemeint, die eine günstige Belastungssituation für alle Strukturen des Rückens darstellen und die Ihrem

Rücken guttun, besonders die Optimierung Ihrer individuellen Haltung und Ihrer Bewegungsabläufe.

● **Übertragen Sie Kurserfahrungen in Ihr Alltagsverhalten**
Menschen setzen Handlungen im Alltag erst dann ein, wenn sie von ihrem Nutzen überzeugt sind, den Aufwand und die soziale Verträglichkeit als vertretbar einschätzen und wenn sie mit den gemachten Erfahrungen zufrieden sind. Erlernen Sie praxis- und alltagsnahe Methoden der Rückenschule.

● **Erleben Sie Freude an der Bewegung und motivieren Sie sich zu mehr**
Die Rückenschule will Lust wecken auf selbstgewählte körperliche Betätigung und auf «dauerhaften» Sport, der aus Freude an der Sache betrieben wird. Gerade *das Erleben von Bewegungsfreude* und von positiven Stimmungen während und nach dem Sport ist nicht nur eine kurzzeitige Belohnung, sondern hilft, längerfristig beim Sport dabeizubleiben.

Die Rückenschule im Überblick

Die Rückenschule umfasst entsprechend ein «multimodales» Maßnahmenbündel, um den Zielsetzungen und den unterschiedlichen Voraussetzungen der teilnehmenden Menschen gerecht zu werden. Die folgenden Inhalte stellen die Grundlage für präventive Rückenschulkurse dar:

●   Information und Wissen,
●   Strategien der Schmerzbewältigung,
●   Strategien zur Verhaltensänderung,
●   Übungen zur Körperwahrnehmung,
●   Haltungs- und Bewegungsschulung,
●   Funktionstraining – Koordination, Kraft und Beweglichkeit,
●   Hinweise zur Verhältnisprävention/Ergonomie.

Die einzelnen Bausteine stehen oft in einem engen Zusammenhang zueinander und werden entsprechend in der praktischen Durchführung vernetzt. Bei der Durchführung gymnastischer Übungsformen spielen die Information (Zweck?), die Körperwahrnehmung (wie fühlt es sich an?), die Haltungsschulung (Ausgangsstellung) und das Funktionstraining (wie wird es durchgeführt?) gleichermaßen eine Rolle. Da es sich bei dem vorliegenden Buch um ein «Anwenderprogramm» handelt, werden wir im Weiteren nur auf Dinge eingehen, die Sie zu Hause oder am Arbeitsplatz auch praktisch durchführen können.

Die Wirksamkeit von Rückenschulprogrammen als präventive Maßnahme gegen «unspezifische» Rückenschmerzen ist *wissenschaftlich gesichert*. Neueste Studien zeigen günstige Veränderungen im Hinblick auf die muskulär-physiologischen Parameter, auf Rückenschmerzen und ihre schmerzbedingten Belastungen, auf die gesundheitsbezogene Lebensqualität, die körperliche Aktivität, auf (rücken)gesundheitsbezogenes Wissen und die innere Überzeugung, selbst handeln zu können.

Wissen: Das Kreuz mit dem Kreuz

Rückenschmerzen bezeichnen ganz allgemein Schmerzzustände oder Missempfinden (Symptome) im Bereich der Wirbelsäule. 80 bis 90 Prozent der deutschen Bevölkerung erleben dieses Symptom mindestens einmal in ihrem Leben. Etwa 60 Prozent der Menschen haben Rückenschmerzen einmal im Jahr. Mittlerweile kommt jedes zweite Schmerzgefühl im Körper vom Rücken.

++   Mit Rückenschmerzen sind Sie nicht alleine.

Der Grund für die zunehmende Rückenschmerzproblematik liegt vermutlich weniger in der Zunahme der Rückenschmerzen an sich, sondern eher in den Beeinträchtigungen, welche die Menschen individuell dadurch empfinden. Und das hat wiederum viel damit zu tun, wie wir mit Schmerzen umgehen. Menschen, die positiv und aktiv mit ihrem Rückenschmerz umgehen und zügig zu ihren gewohnten alltäglichen Arbeits- und Alltagsprozessen zurückkehren, leiden weniger, verspüren eine schnellere Besserung und haben langfristig weniger Probleme.

++   Verändern Sie Ihr Denken und Ihren Umgang mit Rückenschmerzen. Positive Einstellungen sind wichtig. Überlassen Sie nicht dem Rückenschmerz die Kontrolle über Ihr Leben. Je schneller Sie aktiv werden, desto eher wird Ihr Rücken wieder fit!

Die Wirbelsäule – ein stabiles Wunderwerk des Körpers

Viele Menschen haben die Vorstellung, sie müssten ihre Wirbelsäule schonen, da sie sehr empfindlich sei, besonders wenn sie sich bemerkbar macht. Doch die Wirbelsäule ist eine der stabilsten Strukturen in unserem Körper. Sie besteht aus festen Knochen, den Wirbeln, die über 133 Gelenke und 23 Bandscheiben miteinander verbunden sind und mit ihren 224 Bändern und den 143 Muskeln (immerhin 34 Prozent der Gesamtmuskulatur) gleichermaßen für Beweglichkeit und Stabilität sorgen. Darüber hinaus ist ihre wichtigste Aufgabe, das Rückenmark zu schützen. Und dieses Wunderwerk braucht Bewegung, damit es funktioniert.

++   Die Wirbelsäule ist stark! Nutzen Sie die Chance, Ihre Wirbelsäule und Ihren Körper (wieder) leistungsfähig zu machen.

Wer rastet, der rostet – Aktivität ist gesundheitlicher Fortschritt

Was genutzt wird, entwickelt sich, was ungenutzt bleibt, ver-
kümmert, sagte Hippokrates schon um 460 v. Chr. Die Qualität
und Funktion eines Organs hängen neben seiner genetischen
Bestimmung entscheidend von seiner funktionellen Belastung
ab. Problematisch ist eher die zunehmende Inaktivität mit den
negativen Auswirkungen auf den kompletten Organismus. Die
körperlichen Anlagen des Gegenwartsmenschen haben sich seit
etwa 40 000 Jahren nicht nennenswert verändert und sind noch
immer auf Bewegung ausgerichtet.

++ Das Wichtigste zu Beginn: Werden Sie aktiv! Körperliche
Aktivität schadet Ihrem Rücken nicht. Alle aktuellen
internationalen Studien belegen, dass Bewegung,
Aktivität und körperliches Training bei der Prävention und
Therapie von Rückenschmerzen am wirkungsvollsten ist.

Fördern durch Fordern!
Körperliche Aktivität war auch schon für den französischen Arzt
Jacques-Mathieu Delpech 1825 das oberste Prinzip in seinem
«Rückeninstitut». Die Programme für seine Schmerzpatienten
umfassten Balancieren, Klettern, Hangeln, Schwimmen und
viele gymnastische Übungen mit Geräten.

++ Verbessern Sie Ihre Rückenfitness! Regelmäßige körperliche Aktivität im Alltag und gesundheitsorientierter Sport
sind die beste Art, Ihren Rücken fit zu machen. Schmerz-
episoden treten dann meist kürzer und seltener auf, und
Sie werden besser damit fertig.

Die meisten Rückenschmerzen sind harmlos
Bei den meisten Rückenschmerzen, die Wissenschaft spricht
von 85 bis 90 Prozent, kennt man die Ursachen nicht wirklich.

Es besteht nämlich meist kein Zusammenhang zwischen dem «morphologischen» Befund und dem Beschwerdebild des Menschen. Für den Betroffenen kann es natürlich frustrierend sein, die genaue Ursache nicht zu kennen. Andererseits bedeutet diese Tatsache, dass kein ernsthafter Schaden an der Wirbelsäule vorliegt, den die Ärzte normalerweise entdecken würden.

++ Bleiben Sie locker! Schmerzen bedeuten nicht, dass ein ernsthafter Schaden eingetreten ist. Akute Rückenschmerzen haben nur sehr selten eine ernsthafte Ursache.

Rückenschmerzen sind ein ganzheitliches Problem

Die meisten Rückenschmerzen hängen mit den Muskeln, den Bändern und Sehnen sowie den Gelenken des Rückens zusammen. Sie entstehen in den meisten Fällen durch eine Funktionsstörung und weniger durch eine substanzielle Schädigung der Strukturen. Rückenschmerzen sind in den meisten Fällen ein Alltagssymptom und keine schwerwiegende Krankheit. Der Rücken funktioniert dann einfach nicht wie üblich. Auch wenn in dieser Sichtweise Rückenschmerzen primär ein physiologisches und kein psychologisches Problem sind, wissen wir heute aber auch, dass bei der Entstehung und vor allem dem Andauern von Rückenschmerzen nicht nur körperliche Prozesse wie Muskelverspannungen, Entzündungen oder eine Nervenkompression eine Rolle spielen, sondern eben auch psychosoziale und vor allem verhaltensbezogene Prozesse wie Unzufriedenheit, Angst, Depression oder die Vermeidung körperlicher Aktivität. Alle diese körperlichen und seelischen Begleitsymptome sind durch Bewegung und Bewegungsprogramme positiv beeinflussbar.

Stress schlägt auch aufs Kreuz

In unserer Gesellschaft ist es zu einem deutlichen Anstieg der seelischen Belastungen gekommen. Zeitdruck, mangelnder Handlungsspielraum, Monotonie, schlechtes Betriebs- oder Familienklima, Mobbing oder Erfolgsdruck können zu Überforderungen führen, die sich in Selbstzweifeln, Unzufriedenheit oder erhöhter Aggressivität äußern können, aber auch körperlich direkt in erhöhter Muskelaktivität, in Verspannungen, in einer Minderdurchblutung der Muskeln und damit in Schmerzen zeigen. Das wiederum ermöglicht dem Menschen, durch Entspannung, Bewegung und eine Verbesserung der psychosozialen Situation positiv darauf einzuwirken.

++ Schärfen Sie Ihren Blick für Zusammenhänge. Jede Heilung ist Selbstheilung. Es gibt viele Möglichkeiten zur Behandlung von Schmerz, eine dauerhafte Schmerzreduktion hängt aber von Ihrem eigenen Verhalten ab!

Haltung ist ein Spiegel der Seele
Ist Ihnen bewusst, dass Stimmungen und Gefühle sich immer auch in Ihrer Haltung und in Ihren Bewegungen ausdrücken? Gedanken wie «Warum immer ich?», «Diese Schmerzen halte ich nicht mehr aus» oder «Was soll ich nur machen» äußern sich in einer gedrückten Haltung, Gedanken wie «Das schaffe ich schon», «Kopf hoch» oder «Ich gönne mir was Gutes» in einer aufrechten Haltung. An Ihrer Körperhaltung sehen Sie sehr gut das Wechselspiel von äußerer und innerer Haltung. Dieses Wechselspiel können Sie umgekehrt dazu nutzen, um über die eine Komponente der Persönlichkeit die andere zu beeinflussen. So wie Menschen spontan hüpfen und tanzen, wenn sie sich freuen, können Gefühle wie Ärger, Angst und Traurigkeit durch Bewegung, Spiele und Tanzen positiv beeinflusst werden. Haltung und menschliches Verhalten sind immer auch Ausdruck einer «biopsychosozialen» Ganzheit.

Rückenschmerzen verschwinden oft recht schnell

Die meisten Rückenschmerzen verschwinden mit und ohne
Behandlung recht schnell wieder von ganz alleine, zumindest so
weit, dass Sie Ihr normales Alltagsleben wieder fortsetzen können. Geraten Sie deshalb bei Rückenschmerzen nicht gleich in
Panik, Sie fördern sonst einen unheilvollen Kreislauf, der damit
beginnt, dass Sie bei auftretenden Schmerzen zusätzlich ver-
krampfen. Und um die Schmerzen zu vermeiden, nehmen Sie
dann unwillkürlich eine dauerhafte Schonhaltung ein, welche
die wichtigen Stoffwechselvorgänge vermindert und damit in
der Regel weitere Schmerzen nach sich zieht.

Rückenschmerzen können sehr stark sein. Sie können es
erforderlich machen, dass Sie sich für kurze Zeit eine Pause gön-
nen oder Ihre Aktivitäten begrenzen. *Bei starken Schmerzen, wenn
Sie sich wirklich krank fühlen oder keine Besserung verspüren, sollten
Sie einen Arzt aufsuchen, ebenso wenn Sie Probleme beim Wasserlassen
haben, ein Taubheitsgefühl im Rücken oder Genitalbereich haben oder
ein Taubheits- und Schwächegefühl in den Beinen oder Armen spüren!*

++   Längere Schonung und Bettruhe sind für die Genesung
eher hinderlich und nicht geeignet, Schmerzen dauerhaft
zu reduzieren. Bleiben Sie in Bewegung.

Dauerhafte Rückenschmerzen sind ein Problem

Bei einem Großteil der Menschen, die einmal Rückenschmerzen hatten, treten diese Beschwerden nach einiger Zeit wieder
auf. Das bedeutet normalerweise nichts Ernsthaftes. Problematisch wird es meist erst dann, wenn sie nichts dagegen tun, der
Schmerzzustand längere Zeit anhält oder die Beschwerden in
immer kürzeren Abständen wiederkommen. Dann kann der Teu-

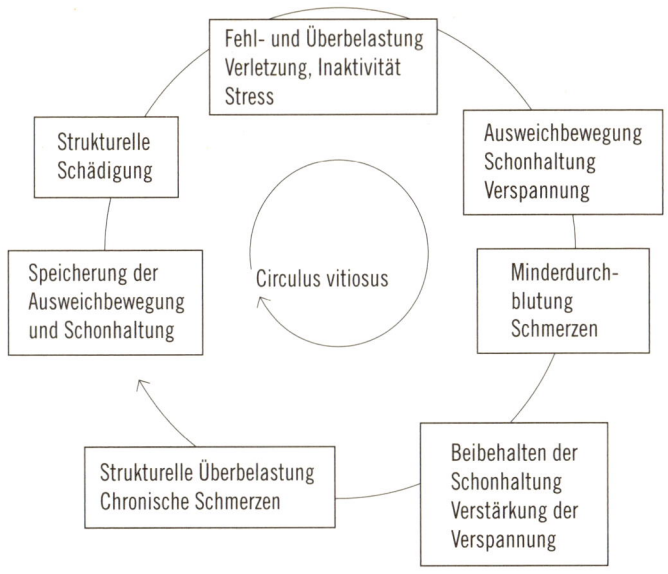

Teufelskreis aus Überlastung, Stress und Angst,
Verspannung und Schmerz

felskreis entstehen, bei dem sich die Rückenschmerzen zunehmend verselbständigen und ihren eigentlichen Sinn verlieren,
als Frühwarnsystem des Körpers zu dienen. Diesen Prozess der
Chronifizierung können verschiedene Risiken begünstigen, z. B.
«negativer» Stress, Ängste und das Gefühl von Hilflosigkeit, körperlicher Missbrauch, Unzufriedenheit am Arbeitsplatz oder
das Arbeiten in ungünstigen Haltungen, einseitige Belastungen
sowie schweres Heben und Tragen.

Verbessern Sie Ihr Verhalten und Ihre Verhältnisse
Wollen Sie dem Problem Rückenschmerz wirkungsvoll ent-
gegenwirken, sollten Sie ganzheitliche Strategien nutzen, die
Ihnen helfen, eigene Potenziale oder Ressourcen zu verbessern

und Belastungen zu regulieren. Das können Sie erreichen durch eine Verbesserung des eigenen Verhaltens (*Verhaltensprävention*) und der Sie umgebenden Verhältnisse (*Verhältnisprävention*).

Vertrauen Sie in Ihre Fertigkeiten

Zu den Schutzfaktoren, die Ihnen helfen, gesund zu bleiben oder die vorhandenen Schmerzen als wenig bedeutsam oder wenig störend zu empfinden, gehören z. B. Wohlbefinden und Lebensfreude, körperliche und geistige Fitness, soziale Unterstützung in Familie und Beruf und der Glaube, selbst etwas bewirken zu können, die sogenannte Selbstwirksamkeit. Dabei ist es wichtig, dass Sie durch die Körperarbeit und das Bewegungstraining zunehmend Vertrauen in Ihre eigenen körperlichen Fähigkeiten und Fertigkeiten gewinnen. Sie fühlen sich kräftiger und belastbarer und können körperliche Aktivitäten besser bewältigen, was wiederum zu einem gesteigerten geistigen und sozialen Wohlbefinden führt.

Strategien zur Schmerzbewältigung

Frühwarnsystem Schmerz

Schmerzen sind immer unangenehm und häufig quälend. Sie sind aber eine weise Erfindung der Natur, denn sie warnen vor Gefahren oder potenziellen Schädigungen und lösen Reaktionen aus, die uns vor großem Schaden schützen oder auch den Schaden beheben. Schmerzen sind nicht nur individuell und subjektiv, sondern werden durch die Lebenserfahrung geformt und von kulturellen Werten, der jeweiligen Situation, der Aufmerksamkeit und von weiteren gedanklichen Aktivitäten beeinflusst. Das wird besonders wichtig beim Übergang zu chronischen Schmerzen.

Schmerzen und Gehirn

Impulse müssen im Rückenmark eine Art Relaisstation passieren, bevor sie zum Gehirn weitergeleitet werden. Nur Impulse, die eine bestimmte Reiz- bzw. Schmerzschwelle überschreiten, werden verstärkt und weitergeleitet. Diese Schwelle ist nicht immer gleich hoch und beeinflussbar, z. B. durch Entzündungsstoffe oder auch Schmerzmittel. Übrigens erfolgt die Verarbeitung im Gehirn, das Denken und Fühlen, ebenfalls über elektrische Impulse. Das erklärt, weshalb Schmerzen das Denken beeinflussen und umgekehrt Gedanken und Gefühle über Verspannung der Muskulatur zu Schmerzen führen. Eine aufrechte Haltung kann beispielsweise das Selbstbewusstsein fördern, und die dabei auftretenden positiven Gedanken können die Schmerzen hemmen.

Chronische Schmerzen haben ihre Schutzfunktion verloren

Bei anhaltenden intensiven Schmerzen existiert ein dauerhafter Zustrom von Schmerzreizen mit chemischen Veränderungen der Nervenverschaltungen, was sie empfindlicher für die Übertragung macht. Selbst leichte Reize, die normalerweise im Rückenmark unterdrückt würden, werden jetzt zum Gehirn durchgeschaltet.

Diese Veränderungen sind vermutlich substanziell an der Entstehung und Aufrechterhaltung eines sogenannten Schmerzgedächtnisses beteiligt und werden deshalb als Grundlage der Chronifizierung von Schmerzen angesehen. Damit geht einher, dass eine unangenehme Erfahrung mit dem Gefühl Angst verbunden wird und damit ein «negativer Stress» entsteht. Die Patienten meiden folglich alle Situationen, in denen sie schon einmal Schmerzen gehabt haben, was oft auch verhindert, dass sie Dinge tun, die ihnen Freude bereiten.

Schmerzen sind beeinflussbar

Dieser Prozess ist umkehrbar, wenn es gelingt, diese Vermei-
dungshaltung durch stufenweises Training aufzugeben. Das
Gehirn kann neue Erfahrungen lernen. Es kann lernen, chronische Schmerzen zu verändern und zu kontrollieren, vielleicht
sogar zu vergessen. Auch wenn Menschen die «chronischen»
Schmerzen nicht ganz verlieren, so steigt die Leistungsfähig-
keit, Bewegung wird als freudvoller erlebt, und aktivitätsbezo-
gene Schmerzen werden geringer bewertet. Die Konfrontation
mit einer gefürchteten Aktivität (Glaube: «Bewegung schadet
und vermehrt die Schmerzen») kann auf geistiger Ebene dem
Menschen den Glauben in seine eigenen Fähigkeiten zurück-
geben und damit schädlichen Gedanken der Hilflosigkeit («Die
Schmerzen lassen nie nach» oder «Die Schmerzen ruinieren
mein Leben») entgegensteuern.

Rückenschmerz und Bewegung

Körperliche Aktivität ist das beste Konzept bei der Prävention
von Rückenschmerzen. Ein Training der Rückenmuskulatur,
Aerobic mit Kräftigungsübungen, Widerstandsübungen und
Gerätetraining zeigen alle positive Wirkungen hinsichtlich einer
Reduzierung von Schmerzintensität, Schmerzhäufigkeit und
Funktionsbeeinträchtigung. Das entspricht auch der gängigen
Erfahrung, dass Menschen mit ganz verschiedenen Bewegungs-
formen Erfolge erzielen. Wichtiger als die Art der Bewegung sind
die Regelmäßigkeit und die Kontinuität. Prinzipiell wirken alle
diese Bewegungsformen positiv auf

- den Stoffwechsel: Durch moderate Bewegung wird der Gewebe- und
  Gelenkstoffwechsel aktiviert, was die mit dem Schmerz verbundene
  Entzündung positiv beeinflusst, die Aktivität der Schmerzrezeptoren
  verändert und die Reparations- und Regenerationsvorgänge verbessert,

- die Schmerzwahrnehmung: Die Stimulation von Rezeptoren in der Haut, im Muskel und im Gelenk und damit von Hirnstrukturen, die mit Bewegung zusammenhängen, bewirkt häufig eine Hemmung und Unterdrückung der Schmerzweiterleitung. Wohlbekannt ist der Umstand, dass in Extremsituationen Verletzungen auftreten können, ohne dass Schmerzen dabei wahrgenommen werden und eine reflexartige Ruhigstellung eintritt – Überleben hat Vorrang,
- die Stimmung: Stimmungen wie gute Laune, Ruhe, Entspanntheit, Ärger und Deprimiertheit stehen in Zusammenhang mit wichtigen Körpersystemen (Immun-, Hormon-, Herz-Kreislauf-System). Fitnessübungen fungieren als Stimmungsaufheller und fördern das positive Befinden. Das ist vor allem der Fall, wenn die Bewegungen rhythmisch sind, sie als nicht zu anstrengend erlebt werden und wenn man mit der eigenen Leistung zufrieden ist.

Bewegung trotz Schmerzen?

Auch wenn noch leichte Schmerzen vorhanden sind, ist es wichtig, behutsam mit einer dosierten Aktivität zu beginnen, vor allem im schmerzfreien Bereich. Diese Empfehlungen sind relativ neu. In der Akutphase sind kurz andauernde Schmerzen während eines Trainingsprogramms normale Begleiterscheinungen, länger andauernde Schmerzen geben allerdings Hinweise auf einen pathologischen Zustand und sollten untersucht werden.

Ich kann auch anders denken! (Von Prof. Dr. Frank Hänsel)

«Nicht die Dinge selbst sind es, die uns bewegen, sondern unsere Ansichten davon.» Das Schmerzempfinden, die Bewältigung von unspezifischen Rückenschmerzen, aber auch das Risiko, überhaupt Rückenschmerzen längerfristig (chronisch) zu haben, wird durch die Art der subjektiven Bewertung beeinflusst.

Sich vorzunehmen, ab jetzt anders zu denken, funktioniert meist so einfach nicht. Gerade bei Schmerzen oder Stress tauchen die «alten» Ängste und das, was man «ja immer schon wusste», wieder auf und bestimmen unsere subjektiven Bewertungen.

Suchen Sie einen bestimmten Gedanken, eine subjektive Bewertung, stellen Sie sich eine Möglichkeitsfrage und suchen Sie eine Analogie, um verschiedene subjektive Bewertungen und ihre emotionalen Konsequenzen gegenüberzustellen. Ein Beispiel: Sie hören nachts ein Geräusch und meinen, es ist ein Dieb. Wie würden Sie sich fühlen? Wie würden Sie sich fühlen, wenn Sie dächten, es sei nur eine klappernde Tür?

Strategien zur Verhaltensänderung

«Gesagt ist nicht gehört, gehört ist nicht verstanden, verstanden ist nicht einverstanden, einverstanden ist nicht angewandt, angewendet ist noch lange nicht beibehalten», so beschreibt Konrad Lorenz die Schwierigkeit, Informationen in dauerhaftes Verhalten umzusetzen.

Die Änderung eingeschliffener Verhaltensweisen oder gar des Lebensstils ist mit einigem Aufwand verbunden und dauert erfahrungsgemäß oft einige Monate. Sie haben die erste Hürde schon genommen, indem Sie sich mit der Problematik beschäftigen und sich informieren. Im nächsten Schritt dürfen Sie, vorausgesetzt, Sie wollen es wirklich, ausprobieren und anwenden. Sie sammeln erste Erfahrungen und vergleichen diese mit den Erwartungen. Jetzt kommt die schwierigste Phase: Stabilisieren und Beibehalten.

++ Der schwierige Weg zur Verhaltensänderung: Beschäftigen – Ausprobieren – Anwenden – Stabilisieren – Beibehalten

Es gibt «psychologische» Strategien, die Ihnen bei der Umsetzung helfen können:

- **Für die Rückenschule ist es nie zu spät – Starten statt warten –
  Fangen Sie an!**
  Es lohnt sich in jedem Alter, mit der Rückenschule zu beginnen. Auch
  wenn Sie bereits Kreuzschmerzen haben oder hatten – lassen Sie sich
  nicht entmutigen. Sie können selbst viel dafür tun, Ihr Wohlbefinden zu
  steigern, mit vorhandenen Schmerzen besser umzugehen oder weiteren
  Schmerzen vorzubeugen und Ihre Lebensqualität zu verbessern.

- **Beobachten Sie sich selbst**
  Auf dem Weg zur Verhaltensänderung hat sich die Selbstbeobachtung
  (self-monitoring) oder Selbstwahrnehmung (s. S. 24–35) als sehr hilf-
  reich erwiesen. Die Reflexion der eigenen Situation, das Feststellen des
  «Ist-Zustandes», ist meist der Anfang von Änderungen.

- **Veränderung beginnt im Kopf**
  Die Einsicht ist eine notwendige Voraussetzung zur Änderung des eigenen Verhaltens. Klären Sie also zuerst, was Sie durch die Rückenschule
  erreichen wollen und welche Erwartungen Sie damit verbinden.

- **Setzen Sie sich erreichbare Ziele**
  Formulieren Sie passend dazu realistische und erreichbare Ziele. Wählen Sie einen realistischen Zeitrahmen zur Erreichung Ihrer Ziele und
  denken Sie daran, wie lange es gedauert hat, bis Sie Ihren jetzigen
  Zustand erreicht haben.

++   Ziele sollten SMART sein: Spezifisch, Messbar, Attraktiv,
      Realistisch, Terminiert

● **Wählen Sie den Weg der kleinen Schritte**

Überfordern Sie sich nicht, indem Sie Ihre Ziele zu hoch setzen. Setzen Sie sich also überschaubare Zwischenziele, die Sie messen können. Der Erfolg wird Sie dann zusätzlich motivieren, weiter am Ball zu bleiben.

● **Machen Sie sich ein Bild von Ihrem Ziel**

Stellen Sie sich nun möglichst lebendig und bildhaft vor, wie es sich anfühlt, das Ziel erreicht zu haben.

● **Beginnen Sie mit einem Maßnahmenplan**

Sollten Sie jetzt einen Vorsatz gebildet haben, z. B. mit einem Rückentraining zu beginnen, dann fangen Sie am besten gleich damit an, diesen Vorsatz umzusetzen. Jetzt gilt es festzulegen, wie Sie Ihre Ziele oder Zwischenziele erreichen wollen.

● **Glauben Sie an sich**

Resignieren Sie nicht, wenn Sie etwas nicht gleich beherrschen oder wenn sich nicht sofort eine Besserung einstellt. Ein eingerostetes Scharnier funktioniert auch nicht sofort, wenn Sie daran rütteln. Sie müssen es schon mehrmals schmieren und bewegen und evtl. sogar einmal mit einem Hammer daraufhauen. Eingerostete Strukturen in Ihrem Körper brauchen Zeit. Wenn sie nach längerer Ruhezeit wieder bewegt werden, kann ein chronischer Schmerz sogar erst zunehmen, bevor er nach einer gewissen Zeit deutlich abnimmt.

● **Werfen Sie nicht nach den ersten Schwierigkeiten das Handtuch!**

Geben Sie nicht schon gleich bei den ersten Schwierigkeiten Ihre guten Vorsätze auf. Überlegen Sie, wie Sie die Schwierigkeiten überwinden können.

- **Belohnen Sie sich selbst**

   Ist es Ihnen gelungen, einen guten Vorsatz in die Tat umzusetzen, haben Sie allen Grund, stolz auf sich zu sein. Belohnen Sie sich mit angenehmen Dingen.

- **Nutzen Sie feste Zeiten im Tagesablauf**

   Eine gute Strategie, sich den Eingewöhnungsprozess zu erleichtern, ist es, die Aktivitäten fest in den Tagesablauf einzuplanen oder auch mit anderen Personen gemeinsam auszuprobieren.

- **Benutzen Sie Erinnerungshilfen**

   Erinnerung ist die Voraussetzung für die Dauerhaftigkeit einer Verhaltensänderung. Ein Massage-Igel auf dem Schreibtisch stimuliert Sie zur Massage Ihres Nackens oder Ihrer Fußsohlen und erinnert Sie an Bewegung.

Übungen zur Körperwahrnehmung

Wahrnehmungsprozesse spielen bei allen Bewegungsabläufen eine große Rolle und sind auch die Grundlage für (Verhaltens-) Veränderungen, denen komplexe Lernprozesse vorausgehen, die auch von Befindlichkeiten, Werteordnungen und Denkprozessen beeinflusst sind.

Die nachfolgenden praktischen Übungen haben die Intention, Ihnen beim Entdecken und Kennenlernen Ihres Körpers behilflich zu sein und die Wahrnehmungsfähigkeit zu verbessern. Viele der Übungen sind auch ideale Selbsthilfeübungen bei Rückenschmerzen. Lassen Sie sich Zeit beim Üben und versuchen Sie die Übungen aufmerksam durchzuführen. Es gibt bei den Übungen kein «falsch» und kein «richtig».

Inneres Bild der Wirbelsäule
Ziel: Wahrnehmen der Wirbelsäule über Tast- und Muskelsinn

Sie liegen entspannt in bequemer Rückenlage und erfühlen nacheinander, an welchen Stellen die Wirbelsäule und Ihr Rücken am Boden aufliegen und wo Hohlräume existieren. Überprüfen Sie Ihr Gefühl, indem Sie mit einer Hand an bzw. unter die Wirbelsäule fassen.

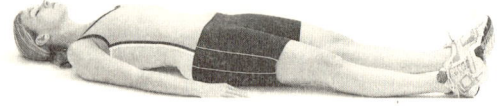

Analyse kleiner Körperbewegungen

Ziel: Erfahren der Wirkung kleiner Bewegungen

Bewegen Sie einzelne Körperteile langsam nach rechts und links und nehmen Sie den Bewegungsumfang wahr. Spüren Sie danach Unterschiede zwischen den bewegten und nicht bewegten Körperteilen?

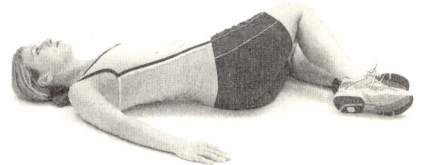

Beine, Becken und Wirbelsäule

Ziel: Wirkung von Beinbewegungen auf das Becken und die Wirbelsäule erspüren

Winkeln Sie im Liegen ein Bein an und führen Sie es an Ihren Rumpf. Beobachten Sie dabei, wie sich die Auflagefläche im Bereich der Lendenwirbelsäule (LWS) verändert.

Beugen Sie jetzt beide Beine und bewegen Sie die Beine langsam zum Oberkörper. Sie müssten jetzt noch deutlicher den Kontakt der LWS zum Boden spüren. Das Anwinkeln der Beine führt zu einer Beckenaufrichtung (Becken dreht nach hinten) und über die Verbindung des Kreuzdarmbeingelenks zu einer Streckung der Lendenwirbelsäule, was ähnlich der Stufenlagerung zu einer Entlastung führt und von den meisten Menschen als sehr wohltuend empfunden wird.

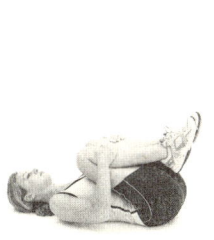 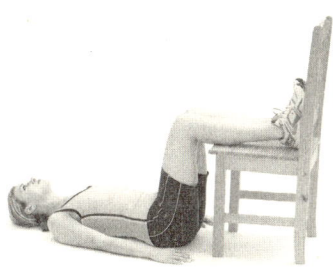

Arme, Schultern und Wirbelsäule

Ziel: Wirkung von Armbewegungen auf das Becken und die
Wirbelsäule erspüren

Führen Sie in Rückenlage die gestreckten Arme über den Kopf nach
hinten. Je nach Schulterbeweglichkeit wird jetzt der Brustkorb mehr
oder weniger nach oben gezogen, was zu einer Verstärkung der Wölbung in der Lendenwirbelsäule führt.

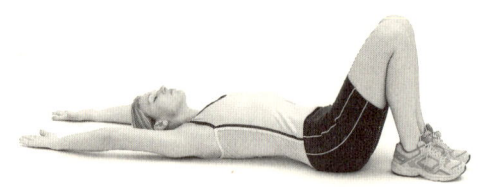

Beckenkippung in der Seitenlage

Ziel: Erfahren der Beckenbewegungen und ihrer Wirkungen in
belastungsarmer Ausgangsstellung

Winkeln Sie in der Seitenlage die Beine etwa 45 Grad an und legen
Sie ein Handtuch unter die Taille. Kippen Sie in kleinen, langsamen
Bewegungsausschlägen das Becken 30 Sekunden lang nach vorne
und nach hinten.

Mit dieser hubfreien Mobilisation der Lendenwirbelsäule fördern Sie
den Stoffwechsel und sukzessive die Beweglichkeit im Schmerzgebiet.

Beckenuhr

Legen Sie sich bequem auf den Rücken und winkeln Sie beide Beine
leicht an, sodass der untere Teil des Rückens auf dem Boden auf-
liegt. Kippen Sie in dieser hubarmen Ausgangsstellung das Becken
mehrmals nach vorne und nach hinten, anschließend nach rechts
und nach links.

Zum Schluss lassen Sie das Becken wie einen Uhrzeiger langsam
kreisen. Atmen Sie Ihren eigenen Rhythmus. Nehmen Sie wahr, wie
sich Ihr Becken jetzt anfühlt. Spüren Sie dort eine Belebung? Was
verändert sich in der Atmung?

Stellen Sie sich nun ein Zifferblatt unter Ihrem Hinterkopf vor und
wiederholen Sie die sanften Kipp- und Kreisbewegungen mit Ihrem
Kopf.

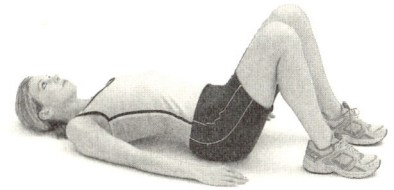

Beckenkippung im Sitzen

Ziel: Erfahren der Beckenkippung im Sitzen und ihrer Wirkung

Setzen Sie sich auf die vordere Hälfte eines Stuhles und spreizen Sie leicht die Beine.

Fassen Sie mit den Händen jeweils rechts und links an den Beckenkamm und kippen Sie das Becken nach vorne (mit der Vorstellung, ein Wasserbecken auszuschütten oder ein Hohlkreuz zu machen) und nach hinten (Vorstellung, Wasserbecken volllaufen zu lassen).

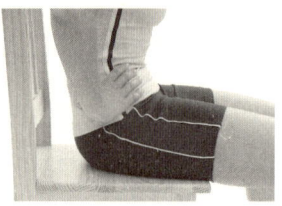 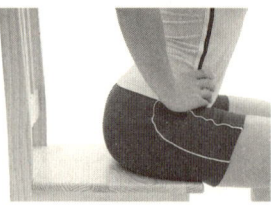

Seitbeugung und Drehung des Beckens

Ziel: Erfahren weiterer Beckenbewegungen und ihrer Wirkung auf die Wirbelsäule

Führen Sie noch weitere Beckenbewegungen durch und spüren Sie die kleinen Bewegungen am Übergang Becken und Wirbelsäule. Heben und senken Sie im Sitzen oder Stehen eine Beckenseite.

Schieben Sie im Sitzen abwechselnd das rechte und das linke Knie nach vorne. Beide Übungen dienen zur Mobilisation der Lendenwirbelsäule und des Kreuzdarmbeingelenks.

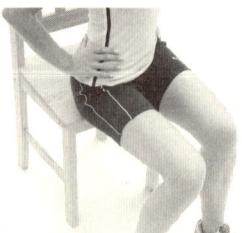 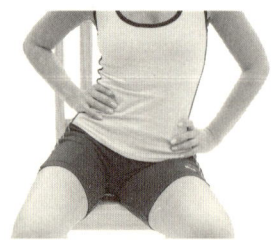

Stellung des Brustkorbs

Sicher konnten Sie wahrnehmen, dass sich bei der Beckenkippung nach vorne gleichzeitig der Brustkorb, d. h. die Rippen, heben, was an der weiterlaufenden Bewegung in die Brustwirbelsäule und deren direkter Verbindung mit den Rippen liegt. Heben und senken Sie im Wechsel Ihren Brustkorb, indem Sie einen Finger mit dem Brustbein wegschieben bzw. umgekehrt mit dem Finger das Brustbein wegschieben. Stellen Sie sich vor, Sie zeigen stolz eine gewonnene Medaille.

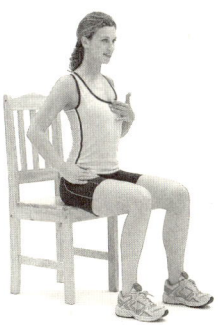 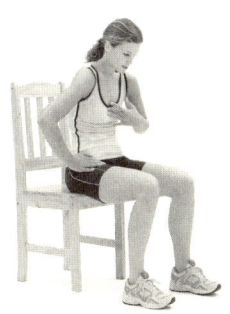

Streckung der Halswirbelsäule

Ziel: Erfahren der Halswirbelsäulenstreckung und Dehnung der oberen Nackenmuskeln

Wenn Sie Ihr Brustbein heben, streckt sich in der Regel schon Ihr Nacken und damit Ihre Halswirbelsäule. Schieben Sie den (Hinter-) Kopf leicht nach oben und ziehen Sie Ihr Kinn etwas heran (Doppelkinn). Schieben Sie als Kontrast Ihr Kinn nach vorne.

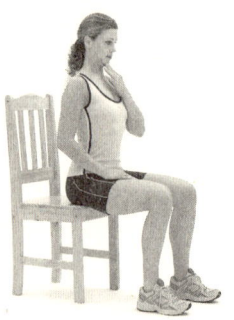 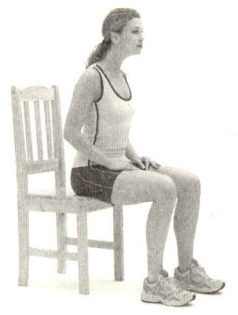

Wahrnehmung der Schulterposition

Ziel: Erfahren unterschiedlicher Schulterpositionen und Mobilisation des Schultergürtels

Ziehen Sie in aufrechter Haltung Ihre Schultern hoch in Richtung Ohren, halten Sie dort einen Moment die Spannung und lassen Sie die Schultern wieder nach unten sinken. Wiederholen Sie die Übungen einige Male, bis Sie spüren, dass Ihre Schultern locker und entspannt in mittlerer Position auf dem Brustkorb aufliegen, gleich einem Reiter, der fest in seinem Sattel sitzt. Lassen Sie Ihre Schultern locker.

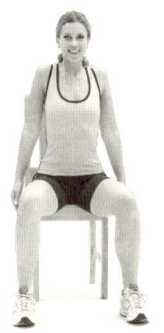 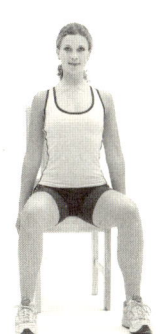

«Katzenbuckel – Pferderücken»

Ziel: Mobilisation der Wirbelsäule mit geringer Belastung

Gehen Sie in den Vierfüßlerstand. Katzenbuckel: Runden Sie nun die Wirbelsäule «Wirbel für Wirbel» nach oben. Anschließend senken Sie die Wirbelsäule wieder nach unten. Pferderücken: Lassen Sie die Wirbelsäule ganz durchhängen.

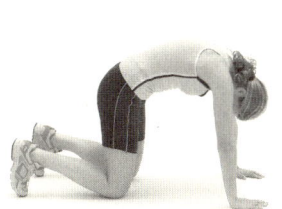 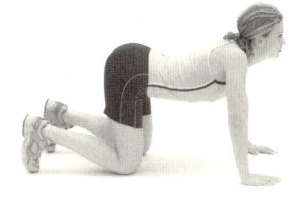

Abrollen und Strecken im Stand (im Sitz)

Ziel: Erfahren einer bewussten Beugung und Streckung der
Wirbelsäule, Mobilisation der Wirbelsäule

Rollen Sie nun im Stand oder im Sitzen bei gestreckten Beinen lang-
sam Ihre Wirbelsäule beim Kopf beginnend nach unten ab. Stützen
Sie danach die Hände an Ihre Hüften und beugen Sie behutsam Ihren
Rücken maximal nach hinten.

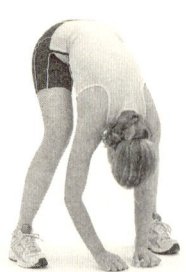

Seitneigung der Wirbelsäule (Lateralflexion)

Ziel: Erfahren der Seitneigebewegung, Mobilisation und Dehnung
an der Brustkorbseite bzw. der Hals-Nacken-Muskulatur

Neigen Sie aus dem aufrechten Sitz den Kopf nach rechts und nach
links. Neigen Sie aus dem aufrechten Sitz oder Stand jetzt den Oberkörper abwechselnd nach rechts und nach links.

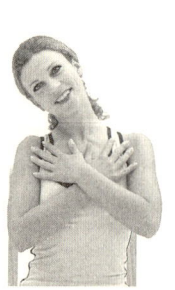 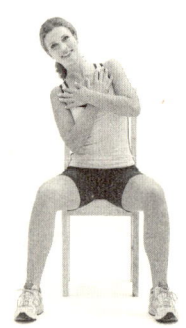

Drehung der Wirbelsäule (Rotation)

Ziel: Erfahren der Drehbewegung

Mobilisieren Sie Ihre Halswirbelsäule, indem Sie den Kopf behutsam über die rechte und die linke Schulter zur Seite drehen. Halten Sie Ihre Schultern stabil (die Augen führen die Bewegung!).

Drehen Sie, ausgehend vom aufrechten Sitz oder Stand, den gesamten Oberkörper behutsam nach rechts und nach links, ohne das Becken zu verdrehen.

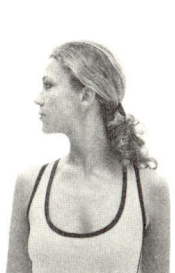 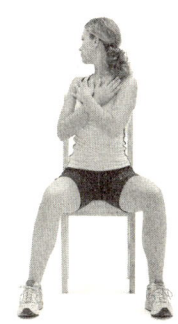

Kombinationsbewegungen der Wirbelsäule

Ziel: Erfahren von Kombinationsbewegungen

Beugen Sie sich im Sitz (im Stand) nach unten und führen Sie die linke Hand zum rechten Fuß nach unten (ggf. mit der rechten Hand am Oberschenkel abstützen). Richten Sie sich langsam auf, strecken Sie Ihren Oberkörper und Ihre Hand nach hinten und nach links.

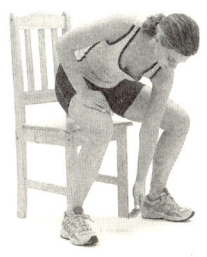

Beckenstabilisation im Stand

Ziel: Wahrnehmung der Beckenstabilisation, Mobilisation des Kreuzdarmbeingelenks auf der Seite des Standbeins

Stellen Sie einen Fuß auf eine Erhöhung. Heben und senken Sie das Becken auf der freien Beinseite.

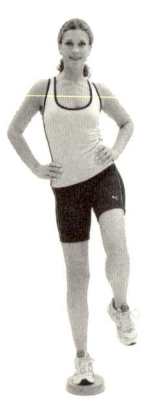

Drehdehnlagerung

Ziel: Mobilisation der Brust- und Lendenwirbelsäule (dreidimensional)

Legen Sie sich auf die rechte Seite. Winkeln Sie beide Beine an und halten Sie die Knie mit der rechten Hand am Boden. Schauen Sie nach links und drehen Sie behutsam den Oberkörper mit dem gestreckten linken Arm so weit wie möglich in Richtung Boden, bis Sie deutlich ein Dehngefühl an der Brustoberseite und im Rückenbereich spüren. Durch bewusstes Ausatmen in die gedehnte Region können Sie die Dehnung positiv unterstützen. Bleiben Sie etwa 40–60 Sekunden in dieser Dehnposition. Nehmen Sie anschließend in der Rückenlage wahr, wie sich die gedehnten Körperpartien im Vergleich zu den ungedehnten anfühlen.

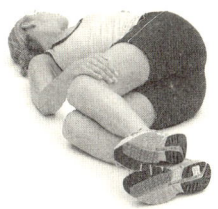

Bauchatmung

Ziel: Wahrnehmung des Atems und des Atemraums

Legen Sie in Rückenlage die Hände so auf den Bauch, dass sich die Fingerspitzen berühren. Spüren Sie, wohin die eingeatmete Luft strömt? Hebt sich nur die Bauchdecke oder auch der Brustraum? Hebt sich die Bauchdecke mehr im oberen Teil oder mehr im unteren Teil? Die Bauch- oder Zwerchfellatmung stabilisiert die Lendenwirbelsäule, entspannt durch die Aktivität des Parasympathikus und bindet die Aufmerksamkeit (z. B. bei Rückenschmerzen).

Atemräume

Ziel: Wahrnehmung des Atems und verschiedener Atemräume

Legen Sie im Sitz eine Hand auf den Bauch in Höhe des Nabels, die andere Hand auf die Brust. Beobachten Sie, wie sich Bauch und Brust bei der Atmung verändern. Variieren Sie die Lage der Hände beliebig, z. B. Bauch und Lendenwirbelsäule, Flanke rechts und Flanke links. Legen Sie eine Hand auf verschiedene Stellen der unteren Rückenhälfte und fühlen Sie, wohin Ihr Atem wandert.

Rückenfreundliche Haltungen und Bewegungen

«Rückenfreundliches Verhalten zu lernen» und die «Körperhaltung zu verbessern» sind die zentralen Erwartungen fast
aller Rückenschulteilnehmer. Dahinter steht der Gedanke, dass
falsche Haltungen Rückenschmerzen oder Verspannungen verursachen. In der Tat sind Tätigkeiten in unbequemen Haltungen,
schweres Heben, Tragen, Ziehen und Schieben Risikofaktoren
für Rückenschmerzen und für Verspannungen.

Grundprinzipien

Rückenfreundlichen Haltungen und Aktivitäten des täglichen
Lebens liegen einige Prinzipien zugrunde:

● Die aufrechte Haltung ist eine ideale Haltung

    Unter physiologischen Gesichtspunkten ist die aufrechte Haltung die
    ideale Haltung für die Wirbelsäule. Die Wirbelsäule richtet sich hier
    harmonisch in ihrer Doppel-S-Form an der Schwerelinie auf, die Halte-
    muskulatur arbeitet am ökonomischsten, und die passiven Strukturen
    des Bewegungssystems werden ausgewogen belastet.
    Fazit: Aufrecht? Nicht immer, aber immer öfter!

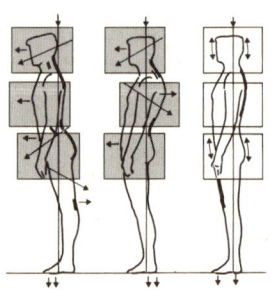

- **Keine Angst vor falschen Haltungen**

  Eine passive Haltung (mittleres Bild oben), bei der man sich «in seine Seile hängt», ist meist bequemer, doch ist die Beanspruchung der Bänder, Bandscheiben und Gelenke unphysiologischer als bei der aktiven Haltung, zumindest wenn sie zu lange eingenommen wird oder eine vorgeschädigte Struktur (Verletzung) vorliegt. Es gibt also nicht mehr die «richtige» Körperhaltung, sondern viele Haltungen sind möglich.

  Fazit: Die einzige richtige Haltung gibt es nicht!

- **Dynamische Haltungen – Bewegung ist das A und O**

  Durch Bewegung werden alle Gewebe besser durchblutet bzw. die für den Stoffwechsel notwendigen Austauschprozesse gefördert. Starres Verharren in einer noch so physiologischen Haltung hat auf Dauer negative Folgen. Aus diesem Grunde sind eher dynamische Haltungen, Haltungsvariationen und Haltungswechsel anzustreben.

  Fazit: Die nächste Haltung ist immer die beste!

- **Die Freiheit der Bewegung – Seien Sie kreativ**

  Der Mensch hat die vielfältigsten Möglichkeiten zu sitzen, aufzustehen, zu stehen, sich zu bücken, etwas anzuheben, zu tragen, sich hinzulegen oder zu liegen. Deshalb gibt es je nach Situation und Voraussetzungen immer mehrere Möglichkeiten, eine Aufgabe zu bewältigen. Erlauben Sie sich selbst mit Ihrem Körper und Ihren Bewegungen zu experimentieren. Die Verhaltensänderung beginnt im Kopf. «Falsch ist immer, wenn man etwas, das nur durch beständiges Üben erarbeitet werden kann, sofort können will», formuliert Helmut Milz 1992.

- **Entspanne dich und entlaste zwischendurch deinen Rücken**

  Es sind die Mini-Pausen, die dem Körper zwischendurch guttun, für eine Entlastung bei körperlich anstrengenden Tätigkeiten sorgen und Sie geistig wieder frisch machen.

  Wenn Sie in anstrengenden Positionen, z. B. über Kopf, arbeiten müssen, schütteln Sie zwischendurch immer mal Ihre Arme und Schultern aus. Nutzen Sie als Dauersitzender jede Möglichkeit aufzustehen.

● **Werden Sie aktiv**

Ein aktives Freizeitverhalten bringt dem «Schreibtischtäter» die ausreichende Bewegung. Aber auch wenn Sie körperlich arbeiten sollten und an sich nach der Arbeit wenig Lust auf Sport haben, sind Ausgleichsbewegungen wichtig, denn meist ist die Tätigkeit von monotonen Haltungen und Bewegungen geprägt. Ausgleich zur Arbeit ist deshalb nicht nur Ruhe, sondern auch ausgleichende oder ergänzende Aktivität. Oft ist es dabei nicht entscheidend, was Sie sportlich tun, sondern dass Sie überhaupt etwas tun. Wählen Sie Bewegungen und Sportarten, die Ihnen Spaß machen und die Ihr Wohlbefinden steigern. **Fazit: Bleibe oder werde aktiv!**

● **Gehe möglichst positiv an deine Rückenschmerzen heran – bleibe aktiv**

Rückenschmerzen sind meist harmlos. Bleiben Sie deshalb locker und versuchen Sie mit positiver Einstellung und eigenständigem, aktivem Handeln Ihren Rücken wieder fit zu machen. Kehren Sie bei Auftreten von Rückenschmerzen möglichst zügig wieder zu Ihren gewohnten alltäglichen Arbeits- und Alltagsprozessen zurück.

Praktische Konsequenzen für das individuelle Alltagsverhalten:
- *im Alltag viel bewegen* («Bewegung als Lebensprinzip»),
- *stundenlanges Sitzen bzw. einseitige Haltung reduzieren* («Sitze so wenig wie möglich»),
- auf *dynamischen Wechsel von Sitzen, Stehen, Gehen* achten,
- *«physiologische Haltung» einüben* und Körperbewusstsein schulen,
- dynamisch sitzen und stehen und *alternative Positionen einnehmen*
- den Körper zwischendurch durch Abstützen *entlasten,*
- gezielte *Ausgleichsgymnastik* durchführen.

Stehen

Stehen ist ein labiles Gleichgewicht. Man hat es nicht, sondern muss es immer wieder neu finden!

Durchleuchten des Körpers im Stand
Ziel: Wahrnehmung des Standes

1. Gehen Sie barfuß umher. Bleiben Sie nach einem Moment stehen und lenken Sie die ganze Aufmerksamkeit auf Ihren Stand.
2. Beobachten Sie, an welcher Stelle genau die Füße belastet sind. Sind mehr die Außenseiten oder mehr die Innenseiten belastet, mehr die Fersen oder die Ballen? Wie steht Ihr Körper? Ist er einseitig oder eher gleichmäßig belastet? Existieren Spannungen in Ihrem Körper, wenn ja, wo? Machen Sie bildlich ein «Foto» von Ihrem Stand.

Wenn Sie korrekt stehen, übernimmt ein Großteil des Gewichtes die Ferse (ca. 50–60 Prozent), und das übrige Gewicht wird etwa im Verhältnis 2:1 auf den inneren Stützpunkt (Großzehballen) und äußeren Stützpunkt (Kleinzehballen) verteilt.

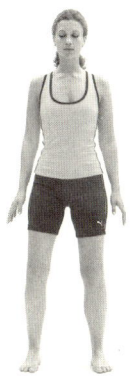
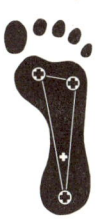

Gewichtsverteilung
auf die Ferse

«Der aufrechte Stand»

1. Stehen Sie hüftbreit und führen Sie nacheinander das 1 x 1 der aufrechten Haltung (s. S. 28–31) durch: Beckenkippung, Brustkorbhebung, Schultergürtelkontrolle und Halswirbelsäulenstreckung. Ist Ihr Becken z. B. zu weit nach vorne gekippt, kippen Sie es nach hinten.

2. Stellen Sie sich nun vor, Sie balancieren einen Wasserkrug, der auf Ihrem Kopf ruht. In dieser Haltung ist der Kopf ausbalanciert und lastet mit seinem Gewicht direkt auf der Wirbelsäule. Legen Sie sich ein Buch oder ein Bohnensäckchen o. Ä. auf den Kopf und probieren Sie, es auszubalancieren.

Ein anderes schönes Bild, das die Körperaufrichtung im Stand unterstützt, ist die Vorstellung, sich gleichzeitig mit den Füßen gegen «einen sich hebenden Boden» und mit dem Kopf gegen «eine sich senkende Decke» zu stemmen.

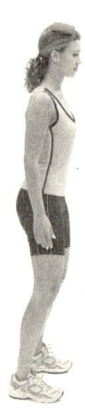

Entlastungshaltungen im Stehen

Probieren Sie nun selbst einige Positionen aus, die Ihnen beim längeren Stehen Entlastung bringen können, z. B.

- an der Wand anlehnen,
- mit dem Gesäß an einen Tisch anlehnen,
- mit den Händen auf einen Tisch abstützen,
- an Pult/Theke anlehnen und einen Fuß auf einen Schemel stellen,
- in die Knie gehen und mit den Händen auf den Oberschenkeln abstützen.

Ausgleichsprogramm Stehen

Folgendes kurze Bewegungsprogramm dient Ihnen zum Ausgleich der Belastungen beim Stehen:

- Auf Zehenspitzen stehen zur Aktivierung der Venenpumpe,
- Fußgelenke bewegen und die Beine ausschütteln,
- Dehnung der Beinmuskulatur (Wade oder Rückseite),
- Ansteuerung zur Ganzkörperstabilisation.

Tipps für den Alltag

- **Fegen, Staubsaugen, Schneeschippen, Schaufeln oder Bohnern**
  sind Bewegungen, die einen höheren Kraftaufwand erfordern. Achten
  Sie auf einen aufrechten Oberkörper, einen stabilisierten Rumpf und
  eine entsprechende Schulterspannung bzw. halten Sie Ihre Schulterblätter unten. Verwenden Sie nur solche Haushaltsgeräte, bei denen
  Sie aufgrund eines langen Stiels bequem mit aufrechtem Oberkörper
  stehen können.

- **Geschirrspülen:**
  Bei einer zu niedrigen Spüle ist es am günstigsten, wenn Sie die Knie
  beugen und sich mit den Knien an den Unterschränken sowie mit den
  Oberschenkeln oder mit der Hüfte am Arbeitsplattenrand abstützen.
  Stellen Sie dazu die Beine etwas breiter auseinander und achten Sie
  beim Beugen auf die korrekte Beinachsenstellung.

- **Zähneputzen, Waschen:**
  Das Waschbecken ist häufig zu niedrig angebracht, sodass Sie hier
  eine ähnliche Haltung einnehmen können wie beim Geschirrspülen.
  Durch den größeren Bewegungsraum unter dem Waschbecken ist das
  Beugen der Beine leichter.

- **Anziehen:**
  Können Sie sich nicht bücken, lehnen Sie sich an eine Wand, um
  die Hose anzuziehen, und schnüren Sie sich die Schuhe auf einem
  Stuhl.

- **Wäsche aufhängen:**
  Stellen Sie den Wäschekorb auf einen Hocker möglichst nah an die
  Wäscheleine, dann können Sie bequem die Wäschestücke greifen. Die
  Wäscheleine bringen Sie so hoch an, dass Sie mit Ihren Armen bequem
  hochgreifen können, ohne dazu die Schultern heben zu müssen.

- **Wäsche bügeln:**
  Stellen Sie Ihr Bügelbrett richtig ein (10–15 cm unter Ellbogenhöhe).
  Den Wäschekorb stellen Sie auf einen Hocker. Wechseln Sie zwischen-
  durch das Standbein oder nehmen Sie eine andere Position ein, z. B.
  Sitzen. Stellen Sie einen Fuß zwischendurch auf einen Schemel oder

eine Fußstütze (10–15 cm hoch). Dadurch ist die Beckenstellung stabiler. Unterbrechen Sie das Bügeln regelmäßig für andere Arbeiten.

● **Über Kopf arbeiten:**
Durch Benutzung einer Leiter oder einer Trittstufe können Sie für die richtige Arbeitshöhe und einen ausreichenden Arbeitsabstand sorgen.

● **Hochhackige Schuhe**
belasten nicht nur vermehrt Sprunggelenk und Kniescheibe, sondern sie fördern auch eine passive Hohlkreuzhaltung und führen bei längerer Benutzung zur Verkürzung der Wadenmuskulatur, was das normale Stehen und Gehen schmerzhaft oder gar unmöglich macht. Tragen Sie also wann immer möglich bequeme Schuhe.

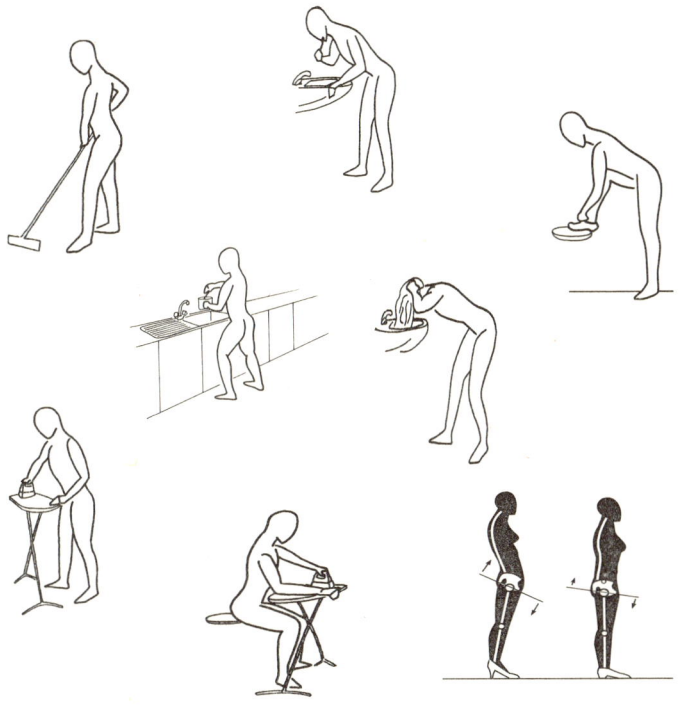

Sitzen

Ein großer Teil der Beschäftigten an Bildschirmarbeitsplätzen klagt über Verspannungen der Schulter- und Nackenmuskulatur, über Rückenschmerzen und über regelmäßige Kopfschmerzen. Bei Menschen, die lange in gekrümmter Position sitzen, findet man auch schmerzhafte Ansatzstellen der Muskulatur an den Rippenbögen oder dem Schambein. Die Beengung der inneren Organe spüren Sie beispielsweise an einer beeinträchtigten Atmung, und der fehlende venöse Rückstrom des Blutes belastet die Blutgefäße der Beine. Andererseits ist im Sitzen die Rumpfstabilität verbessert, die Hüftgelenke und die Beine werden entlastet, und der Körper kann sich entspannt anlehnen. Inwieweit Sitzen also tatsächlich mit Rückenschmerzen bei Erwachsenen zusammenhängt, ist noch nicht wirklich geklärt. Relativ neu ist die Betrachtung, dass trotz moderater körperlicher Aktivität zu langes, ununterbrochenes Sitzen, z.B. beim Fernsehen, am Computer, am Arbeitsplatz oder im Auto, ein Gesundheitsrisiko darstellen kann.

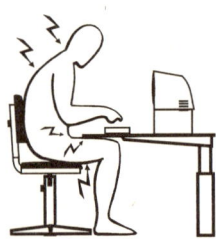

Das dynamische Sitzen
Einer Haltungskonstanz können Sie ganz einfach entgegenwirken

- durch kleine Beckenbewegungen auf der Sitzfläche,
- durch Bewegungen um das Körperlot,
- durch einen Wechsel der Sitzpositionen,
- durch die Einnahme von Entlastungshaltungen oder
- durch einfache Bewegungsübungen.

Dieses dynamische Sitzen erfordert die Balance des Beckens auf den Sitzbeinhöckern und beansprucht die Muskulatur in ökonomischer Weise, verteilt den Druck gleichmäßig und abwechselnd auf die gesamte Fläche der Bandscheiben und fördert durch die ständige Be- und Entlastung die Ernährung aller bindegewebigen und knorpeligen Strukturen.

Der Weg zum dynamischen Sitzen

Das Ziel der Sitzschule sind die Wahrnehmung und das Kennenlernen Ihrer persönlichen Sitzhaltung. Haben Sie schon einmal die Stunden gezählt, die Sie täglich sitzend verbringen? Gibt es Situationen, in denen Ihnen Ihr Sitzverhalten auffällt oder Sie es intuitiv verändern wollen?

Ausgangsstellung «Sitzen»

Ziel: Günstige Ausgangsstellung für das Sitzen, Kennenlernen der Beinachsenstellung

1. Setzen Sie sich auf den vorderen Teil Ihres Stuhls und öffnen Sie die Beine hüftbreit (leicht gespreizt). Beide Fußsohlen stehen voll auf dem Boden, die Fußspitzen zeigen leicht nach außen in die-

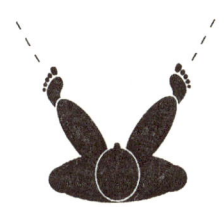

selbe Richtung wie die Oberschenkel. Die Knie sollten nicht höher als die Hüfte sein, eher sollten die Oberschenkel leicht nach unten abfallen.

«Klötzchenspiel» – Suchen Sie Ihre physiologische Sitzposition
Ziel: Einnahme der physiologischen Sitzhaltung

1. Kippen Sie Ihr Becken bis zum Bewegungsende nach vorne und nach hinten. Nehmen Sie wahr, wie sich der Druck auf die Sitzbeinhöcker beim Kippen des Beckens verändert. In den beiden Endstellungen spüren Sie kaum Druck auf Ihren Sitzbeinhöckern.

2. Bewegen Sie Ihr Becken aus der Hohlkreuzstellung bis zu dem Punkt nach hinten, an welchem der Druck auf die Sitzbeinhöcker spürbar zunimmt. Sie finden diese Position auch, wenn Sie umgekehrt vom Punkt der höchsten Druckbelastung Ihr Becken leicht nach vorne bewegen, sodass die Belastung vor den Sitzbeinhöckern auf die Sitzfläche wirkt.

3. Schieben Sie Ihr Brustbein nach vorne oben und strecken Sie den (Hinter-)Kopf leicht nach oben. Der Blick ist nach vorne gerichtet, die Arme hängen locker herunter, und der Schultergürtel befindet sich in der mittleren Position in Balance.

Wie eine Marionette ziehen Sie sich nun an einem imaginären Faden nach oben.

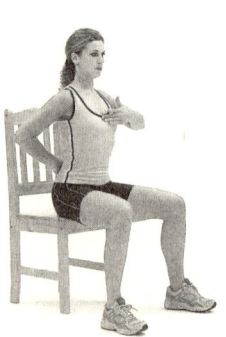 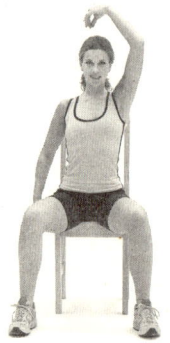

«Das dynamische, aktive Sitzen»

Ziel: Verschiedene Sitzpositionen kennenlernen

Experimentieren Sie mit Ihrer Sitzhaltung. Versuchen Sie, verschiedene Sitzhaltungen zu finden, Ihren Stuhl «richtig zu besetzen». Denken Sie daran, dass Ihr Körper umso weniger Muskelspannung benötigt, je mehr Körperteile abgestützt sind, z. B. mit den Händen an den Oberschenkeln oder einem Tisch oder im Reitersitz an der Stuhllehne.

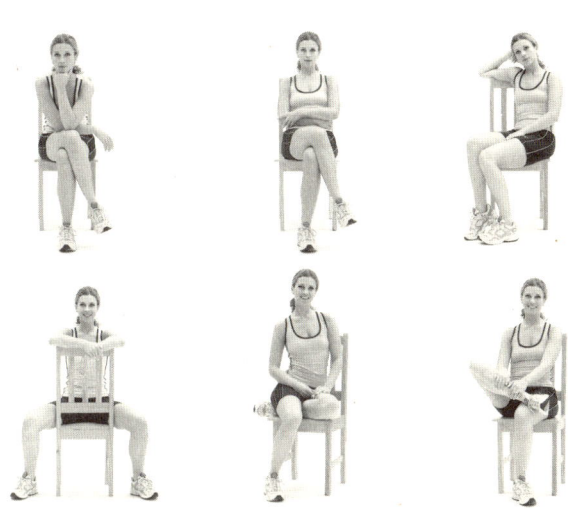

Ausgleichsprogramm Sitzen

Das folgende kurze Bewegungsprogramm dient Ihnen zum Ausgleich der Belastungen beim Sitzen:

- Aufstehen, Räkeln und Strecken zur allgemeinen Aktivierung,
- Zehen hochziehen und strecken zur Aktivierung der Venenpumpe,
- Schulterkreisen rückwärts zur Mobilisation des Schultergürtels,
- Lockern der Hände und Arme,
- Streckung der Brustwirbelsäule.

Vom Sitzen zum Stehen

1. Verlagern Sie den Oberkörper nach vorne. Sie können deutlich spüren, wie sich die Muskeln Ihrer Beine anspannen, um sich fast unwillkürlich, einem Bedürfnis gleich, zu strecken und Sie aufstehen zu lassen.

2. Einfacher wird es jetzt noch, wenn Sie Ihre Beine etwas an den Stuhl heranziehen und die Füße parallel oder versetzt auf den Boden stellen. Wenn Sie die Hände an den Oberschenkeln (Armlehnen oder Tisch) auflegen, können Sie beim Erheben die Aufwärts- bzw. beim Setzen die Abwärtsbewegung aktiv unterstützen. Stellen Sie sich vor, es ziehe Sie jemand an einem Faden nach vorne oben.

3. Jetzt geht es gerade umgekehrt. Senken Sie langsam das Gesäß bis zur Stuhlfläche ab. Das Absitzen erfolgt dabei fast ausschließlich durch Beugung der Fuß-, Knie- und Hüftgelenke.

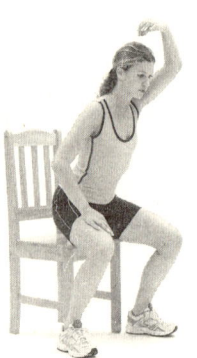 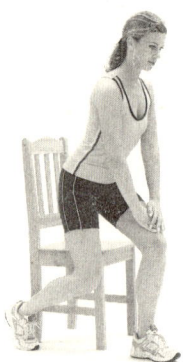

Gehen und Laufen

Rhythmisch-dynamisches Gehen und Laufen ist seit vielen Jahren schon eine bewährte Therapiemethode bei Bandscheibenpatienten. Die mit dem Gehen und Laufen verbundenen symmetrisch rechts-links pendelnden Bewegungen des Beckens und die Verwringung des Rumpfes wirken mobilisierend und aktivierend auf alle Strukturen des Rückens.

Beobachten des eigenen Gangbildes

Ziel: Wahrnehmen des eigenen Gehens

Gehen Sie auf einen Spiegel zu und beobachten Sie Ihr Gangmuster: *Sind Sie aufrecht?* Oder sind Sie eher gebeugt? *Blicken Sie geradeaus?* Oder nach oben oder nach unten? *Gehen Sie rhythmisch, federnd, dynamisch?* Oder ist Ihr Gangbild eher unrhythmisch, steif, langsam? *Setzen Sie den Fuß zuerst über die Ferse auf und rollen Sie nach vorne hin zur Großzehe ab?* Oder setzen Sie die ganze Sohle auf? *Sind Ihre Schultern auf gleicher Höhe? Schwingen Ihre Arme locker gegengleich mit (rechtes Bein, linker Arm)?*

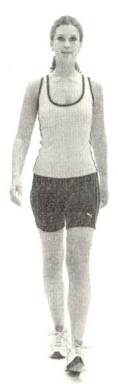 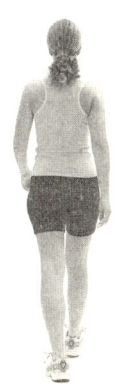

Sollten Sie grobe Abweichungen von den kursiv gekennzeichneten Kriterien feststellen, lassen Sie von einer Fachperson eine Ganganalyse durchführen.

Walking

Ziel: Kennenlernen der Walking-Technik

Übungsbeschreibung:

1. Gehen Sie ganz normal in aufrechter Haltung. Schauen Sie einige Meter nach vorne.
2. Setzen Sie die Ferse bei leicht gebeugtem Knie auf und rollen Sie dann über die ganze Fußsohle ab. Die Füße zeigen möglichst in Gehrichtung.
3. Halten Sie die Arme angewinkelt. Schwingen Sie die Arme seitlich neben dem Körper gegengleich mit (rechtes Bein und linker Arm, linkes Bein und rechter Arm).

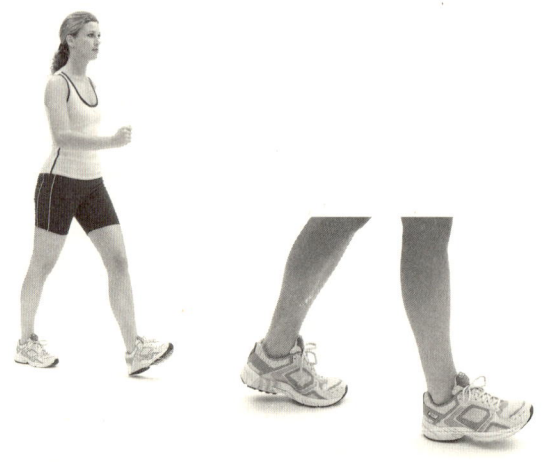

Heben und Tragen

Heben, Absetzen, Tragen, Ziehen und Schieben, besonders die Handhabung von schweren Lasten, stellen eine vermehrte mechanische Belastung für die Wirbelsäule und einen Risikofaktor für Rückenschmerzen dar. Epidemiologische Studien lassen vermuten, dass in Berufen, die durch häufiges Heben und Tragen von schweren Lasten gekennzeichnet sind, etwa zweimal so viele chronische Wirbelsäulenerkrankungen vorkommen wie in der Allgemeinbevölkerung.

Druckbelastungen beim Heben

Druckberechnungen und -messungen an den Lendenbandscheiben dienen zur Belastungsabschätzung bestimmter Haltungen und Bewegungen. Beim Hochheben eines Kastens Bier (20 kg) mit Rundrücken und gestreckten Beinen wurde eine Drucksteigerung gegenüber dem Stehen von 450 Prozent gemessen, ein Wert, der selbst beim Trampolinspringen nicht erreicht wurde und beim Rückentraining an einer Kraftmaschine nur unter äußerster Kraftanstrengung. Beim Heben mit geradem Rücken konnte der Wert auf 340 Prozent gesenkt werden, und ein Halten direkt am Körper reduziert den Druck weiter auf 200 Prozent. Aus den Druckmessungen ergeben sich Hinweise auf eine günstige Technik.

Das Heben mit starken Bein- und Gesäßmuskeln und einem «flachen» Rücken wurde von Experten schon vor vielen Jahren empfohlen. Beim Anheben mit «flachem» Rücken wird das Becken in den Hüftgelenken gekippt und die Lendenwirbelsäule in gestreckter oder leicht lordotischer (nach vorn gewölbter) Stellung auf dem Becken fixiert. Das geschieht instinktiv durch den Einsatz der Rumpfmuskulatur, des Zwerchfells («Bauchpresse») und der Beckenbodenmuskulatur (s. S. 77).

Diese Stabilisierung der Wirbelsäule bei allen erwarteten und unerwarteten Bewegungsvorgängen durch die tiefe, segmentale Muskulatur und die globalen, darüberliegenden Muskelketten ist der vermutlich wichtigste Punkt zur Vermeidung von Rückenschmerzattacken beim Heben.

Empfehlungen für optimales, rückenfreundliches Heben

Empfehlungen dienen immer als Orientierung, die aufgrund der individuellen Eigenschaften der Person und der Umgebungsbedingungen abgewandelt werden müssen. Beispielsweise werden Personen mit Kniegelenksarthrose, die ihre Beine kaum beugen können, den Gegenstand eher «aus dem Rücken heben» oder den Gegenstand, falls möglich, aus dem Kniestand (mit unterlagertem weichem Kissen) auf eine Erhöhung (Kiste, Stuhl) anheben. Personen mit Störungen in ihren Wirbelgelenken werden eher von einer gebeugten, «krummen» Hebeposition profitieren. Ohnehin ist in vielen Fällen eine Abwandlung der Idealtechnik nötig, da auch optimierte Alltagsbedingungen diese oft nicht zulassen.

Es gibt also nicht die einzig richtige Hebetechnik. Personen, die berufsbedingt häufiger heben müssen, sollten ggf. zwischen verschiedenen Hebetechniken wechseln. Einig ist man sich hier darüber, dass eine extreme Beugung der Lendenwirbelsäule unterbleiben sollte.

Die wichtigsten Prinzipien zum Heben lauten:
- Last nah am Körper
- Beine beugen
- Wirbelsäule stabilisieren

Empfehlungen für optimales beidhändiges Heben:

● **Denke, bevor du hebst**

Überlegen Sie sich, ob die Last nicht auch geschoben bzw. gezogen werden kann, der Einsatz von Arbeitshilfen oder helfenden Personen möglich ist und wie die Ausgangsstellung und der Hebevorgang optimiert werden können.

● **Gehe nahe an die Last**

Gehen Sie möglichst nahe an den Gegenstand heran. Halten Sie den Oberkörper möglichst senkrecht *(lotrecht)*. *Heben und halten Sie die Last nahe am Körper.* Lange Hebel erfordern mehr Kraft zur Stabilisierung und erhöhen damit die Belastung.

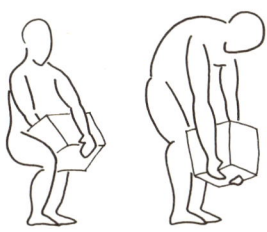

● **Nimm eine stabile Ausgangsposition ein**

Günstig ist ein mindestens hüftbreiter Parallelstand oder eine leichte Schrittstellung, bei der die Füße (auch die Ferse) vollständig den Boden berühren.

- Beuge die Knie und Hüfte und halte die Lendenwirbelsäule gestreckt

  Die Belastung sollte möglichst auf alle beteiligten Gelenke verteilt werden. Die Lendenwirbelsäule kann leicht gebeugt (gestreckt), aber auch leicht lordosiert eingestellt werden. Beides hat Vorteile.

- Hebe zuerst den Kopf und den Brustkorb, dann strecke die Hüfte und die Knie

  Heben Sie die Last wie ein Gewichtheber! Stabilisieren Sie zuerst die Wirbelsäule durch *Anspannen der Rumpfmuskulatur.* Leiten Sie den Hebevorgang ein, indem Sie zuerst den Kopf heben, um in die zu hebende Richtung zu schauen und danach Ihren Brustkorb (Brustbein) nach vorne oben zu bewegen. Strecken Sie gleichmäßig die Hüft-, Knie- und Sprunggelenke. Achtung: Beugen Sie die Wirbelsäule nicht weiter! Unterstützen Sie den Hebevorgang durch bewusstes Ausatmen und atmen Sie danach gleichmäßig weiter. Es ist günstig, die Last ruhig und gleichmäßig zu heben.

- Hebe nicht mehr, als du leicht bewältigen kannst

  Hier geht es darum, die Last sicher heben oder tragen zu können.

- Setze das Gewicht ab und bringe es dann in Position

  Bewegen Sie sich nach dem Anheben dorthin, wo Sie die Last frontal wieder absetzen wollen.

- Das Absetzen einer Last geschieht in umgekehrter Reihenfolge

  Achtung, auch beim Absetzen ist auf eine ausreichende Stabilität des Rumpfes zu achten, da die Risiken für die Wirbelsäule mindestens ebenso groß sind.

Üben des Hebevorgangs

Ziel: Einüben des Hebevorgangs

1. Setzen Sie sich auf den vorderen Teil des Stuhls, spreizen Sie Ihre Beine und stellen Sie die Füße unter Ihre Knie.

2. Beugen Sie den «gestreckten» Oberkörper ausgehend vom Hüftgelenk nach unten und greifen Sie den Gegenstand. Richten Sie Ihren Oberkörper auf.

3. Wiederholen Sie den Vorgang anschließend mit zusätzlichem Aufstehen. Greifen Sie im Sitz den Gegenstand, heben Sie leicht Ihr Gesäß an, richten Sie Ihren Oberkörper auf und strecken Sie die Beine. Das Ablegen des Gegenstandes geschieht in umgekehrter Reihenfolge.

4. Wiederholen Sie den Bewegungsablauf der Hebeübungen, diesmal jedoch ohne Stuhl.

5. Verwenden Sie zum Heben unterschiedlich schwere und verschieden geformte Gegenstände, mit und ohne Griffe.

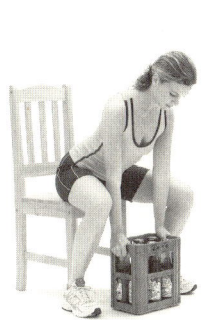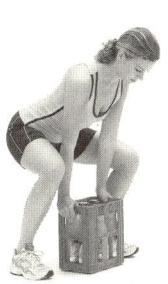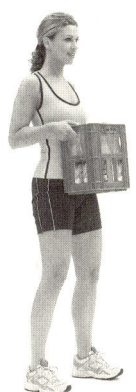

Weitere Formen des Hebens und Tragens

– Zwei Gegenstände

Stellen Sie zwei Gegenstände (Koffer, Eimer etc.) rechts und links neben den Stuhl. Neigen Sie aus dem Sitzen heraus den «geraden» Oberkörper so weit nach vorne, bis Sie die Griffe mit den Händen der gestreckten Arme umfassen können. Richten Sie nun den Oberkörper auf und strecken Sie die Beine.

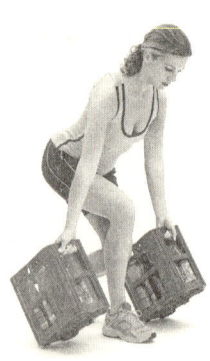

– Breiter Gegenstand

Stellen Sie sich über den längsstehenden Gegenstand und umfassen Sie ihn mit den Händen. Beim Anheben drehen Sie den Gegenstand in einer gleichmäßigen Bewegung zu sich, sodass Sie ihn wieder ganz normal halten.

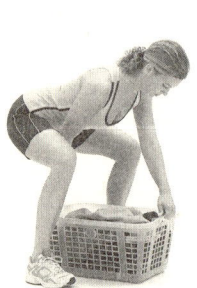 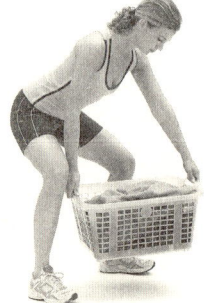

Funktionstraining Koordination und Stabilisation

Wenn Sie neue Bewegungen erlernen und diese dann auch gezielt und ökonomisch ausführen wollen, brauchen Sie als Grundlage eine gute Koordination. Erst ein funktionsfähiges neuromuskuläres System, bestehend aus einem intakten Nervensystem, einer ausgebildeten Wahrnehmung und einer leistungsfähigen Muskulatur, ermöglicht die Umsetzung von Kraft in Bewegung oder Stabilisation. Eine «gute» Haltung ist selten eine Sache der Muskelkraft, sondern eher der sensomotorischen Steuerung. Da insbesondere die Aktivierung und die Regulationsvorgänge der tiefsten Rückenmuskeln auf externe Störungen schnell (reaktiv) und ohne unsere Willkür erfolgen, bieten gerade kleine diagonale Bewegungen und Gleichgewichtsübungen ideale Möglichkeiten zum entsprechenden Stabilisationstraining.

Sie verbessern Ihre koordinativen Fähigkeiten durch vielfältiges Üben, vor allem von neuen und ungewohnten Bewegungen. Dazu gehören Übungen, die die Balance schulen, die Orientierung im Raum verbessern, verschiedene Bewegungen miteinander koppeln, die Geschicklichkeit ansprechen oder Ihre Reaktionsfähigkeit verbessern.

Üben Sie sowohl barfuß, was besonders die Wahrnehmung Ihrer Füße fördert, als auch mit Schuhen, da Sie im Alltag ja in der Regel Schuhe tragen. Eine Voraussetzung ist allerdings erforderlich: Die beanspruchte Körperregion sollte entsprechend belastbar sein. Das ist dann relevant, wenn Sie frisch verletzt sind.

Sanftes Einziehen des Bauchnabels in Rückenlage

Ziel: Ansteuerung der tiefen queren Bauchmuskulatur

Legen Sie in Rückenlage eine Hand unterhalb des Bauchnabels und eine Hand darüber. Atmen Sie tief ein und aus und bemerken Sie, wie sich die Hände heben und senken. Ziehen Sie behutsam den Unterbauch (Bauchwand) ein, sodass sich beim Atmen nur noch die obere Hand bewegt. Halten Sie die Spannung etwa zehn Sekunden und wiederholen Sie die Übung. Es soll keine Bewegung im Becken und der Wirbelsäule stattfinden.

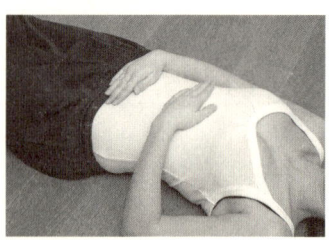

Segmentale Stabilisation in Bauchlage

Ziel: Wahrnehmung der Beckenstabilisation, Ansteuerung der tiefen queren Bauchmuskulatur

Legen Sie in Bauchlage die Hände neben den Körper und strecken Sie Ihren Hinterkopf. Atmen Sie einmal ruhig ein und aus. Ziehen Sie nun den Bauchnabel in Richtung Wirbelsäule mit der Vorstellung, Sie wollten ein Blatt Papier unter Ihren Bauch schieben und dort eine Höhle bilden. Es dürfen dabei keine Wirbelsäulen- oder Beckenbewegungen auftreten.

Sanftes Einziehen des Bauchnabels im Sitzen

Ziel: Ansteuerung der tiefen queren Bauchmuskulatur

Führen Sie diese Übung nun auch im aufrechten Sitz durch. Stellen Sie sich dabei vor, ein Faden zieht Sie vom Hinterkopf nach oben (Marionette, S. 46).

Sollte es Ihnen gelingen, die tiefe Bauchspannung zu halten, können Sie zur Ausgangsstellung Arm- und Beinbewegungen als Variation hinzunehmen.

Führen Sie beide Arme mehrmals nach oben und nach unten.

Heben Sie abwechselnd die Füße etwas vom Boden ab.

Heben Sie einen Fuß vom Boden ab und den gegenüberliegenden Arm.

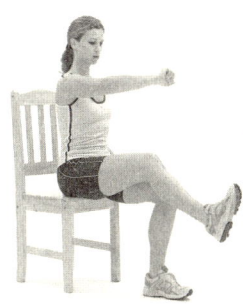

Stabilisation mit Beinbewegungen in Rückenlage

Ziel: Wahrnehmung der Beckenstabilisation, Ansteuerung der tiefen Bauch- und Rückenmuskulatur

Legen Sie sich in Rückenlage eine Hand (oder ggf. Biofeedback-Druckmanschette) unter Ihre Lendenwirbelsäule. Stellen Sie Ihre Beine an. Geben Sie einen leichten Druck auf Ihre Hand, indem Sie den Bauchnabel Richtung Wirbelsäule ziehen. Heben und senken Sie ein angewinkeltes Bein im Wechsel. Normalerweise verändert sich der Druck auf Ihre Hand dabei. Sie versuchen jetzt die Bewegung so durchzuführen, dass sich der Druck auf die Hand nicht verändert.

Versuchen Sie nun beide Beine im Wechsel anzuheben, ohne dass sich der Druck verändert. Schieben Sie beide Beine abwechselnd nach vorne.

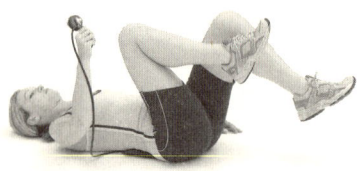

Einbeinstand

Ziel: Schulung der statischen Balance

1. Stehen Sie barfuß auf einer festen Unterlage und heben Sie ein Bein. Versuchen Sie die Position 15 Sekunden zu halten und wechseln Sie danach das Bein.
2. Schließen Sie die Augen und versuchen Sie nochmals für 15 Sekunden auf jeweils einem Bein zu stehen

Je kleiner, instabiler und labiler die Unterstützungsfläche ist, desto höher ist die koordinative Beanspruchung. Wechseln Sie vom sicheren Stand auf eine labile Unterlage (Handtuch, Kissen o. Ä.).

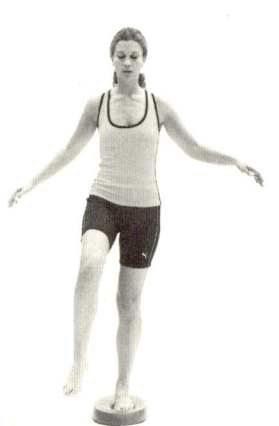

Kopfbewegungen im Einbeinstand

Ziel: Schulung der dynamischen Balance

1. Stehen Sie barfuß auf einer festen Unterlage und heben Sie ein Bein.
2. Drehen Sie den Kopf nach rechts und nach links und versuchen Sie das Gleichgewicht zu halten.
3. Drehen Sie den Kopf diagonal von rechts unten (Blick auf die Brust) nach links oben (Blick über die Schulter nach oben) bzw. umgekehrt.

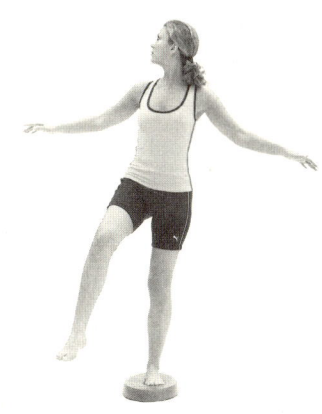

Beinbewegungen im Einbeinstand

Ziel: Schulung der dynamischen Balance und somit der Fähigkeit, den Rumpf bei Extremitätenbewegungen zu stabilisieren

1. Stehen Sie barfuß auf einer festen Unterlage.
2. Bewegen Sie ein Bein nach vorne und nach hinten.
3. Bewegen Sie das Bein in Achterkreisen.
4. Führen Sie ein angewinkeltes Bein nach vorne und strecken Sie es anschließend nach unten und hinten.
5. Bewegen Sie die Arme, wie bei einer Laufbewegung, diagonal dazu nach vorne und nach hinten.

Stoppen Sie die Laufbewegung, wenn Sie gerade ein Bein nach vorne schwingen. Die Kniescheibe Ihres Standbeines (belastetes Bein) sollte jetzt nach vorne zeigen, die senkrechte Beinachse (von Sprunggelenk bis Hüfte) gerade sein und der Hosenbund horizontal liegen, d. h. nicht zur unbelasteten Seite hängen.

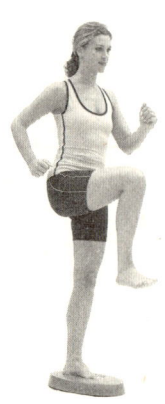

Dynamische Stabilisation mit Armbewegungen

Ziel: Schulung der dynamischen Balance und Verbesserung der
Stabilisierungsfähigkeit der Rumpfmuskulatur

1. Stehen Sie im Einbeinstand (oder Parallelstand) mit leicht
   gebeugtem Bein.
2. Bewegen Sie die gestreckten Arme neben Ihrem Körper in kleinen
   Bewegungsausschlägen sehr schnell abwechselnd vor und zurück.
3. Winkeln Sie die Arme an und bewegen Sie die Unterarme schnell
   nach rechts und nach links.
4. Werfen Sie einen Ball nach oben und fangen Sie ihn anschließend
   wieder.
5. Werfen Sie einen Ball gegen die Wand (Partner) und fangen Sie ihn
   anschließend wieder auf.

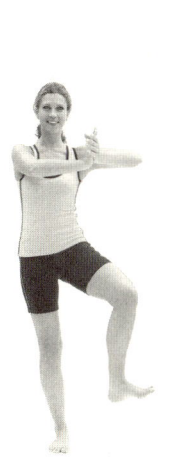 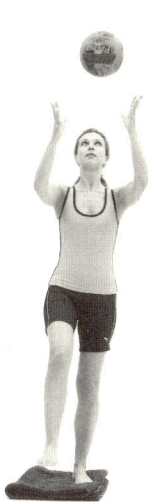

Funktionstraining Kräftigung

Eine harmonisch ausgebildete und ausreichend kräftige Muskulatur sichert die Gelenke, sorgt für eine ausreichende Körper- und
Wirbelsäulenstabilisation im Beruf, Alltag und im Sport, schützt
vor Verschleiß und alterstypischen Degenerationserscheinungen
und mildert Beschwerden, die durch Abnutzung bedingt sind. In
der Rückenschule nutzen Sie funktionsgymnastische Übungen,
die vorzugsweise aktiv-dynamisch, ein- oder mehrgelenkig, mit
und ohne Handgerät durchgeführt werden.

Insbesondere in frühen Heilungsphasen nach Verletzungen
(in Absprache mit Ihrem Arzt 3 Wochen bis 3 Monate) sollten Sie
eher koordinativ mit geringen Intensitäten arbeiten (= Ansteuerung). Beginnen Sie vorsichtig und langsam mit dem muskulären Spannungsaufbau und halten Sie diese aufgebrachte Spannung für 8–15 Sekunden, die Sie dann mehrmals wiederholen.

Legen Sie Ihr Augenmerk als Einsteiger primär auf eine
Verbesserung der Kraftausdauer und den Muskelaufbau. Im
Kraftausdauertraining sollten Sie 15–30 Wiederholungen pro
Übung, im Muskelaufbautraining 8–15 Wiederholungen ausführen können. Für untrainierte Personen empfiehlt sich in den
ersten drei Monaten die Durchführung eines Satzes pro Übung,
danach pro Übung ein bis drei Sätze. Innerhalb einer Trainingseinheit verwenden Sie etwa 8–16 Übungen. Unabhängig vom
Leistungsniveau sind 2–3 Trainingseinheiten pro Woche besonders effektiv.

Kopfbeugen, Kopfstrecken, Kopfseitneigen

Ziel: Kräftigung der Halsbeuger, der Halsstrecker und Halswirbel-
säulenseitneiger

1. Stellen oder setzen Sie sich aufrecht hin.
2. Legen Sie Ihre Finger (oder Handfläche) an die Stirn. Drücken Sie gegen den Widerstand der Finger (Hand) die Stirn nach vorne und unten (kleinste Nickbewegung).
3. Legen Sie Ihre Finger an den Hinterkopf. Drücken Sie Ihren Hinter-kopf statisch gegen den Widerstand der Finger.
4. Legen Sie Ihre Finger (oder Handfläche) seitlich oberhalb des Ohres. Drücken Sie gegen den Widerstand der Hand statisch zur Seite (kleinste Nickbewegung).

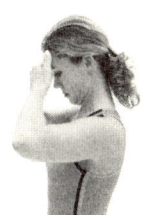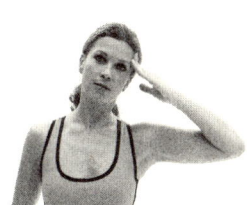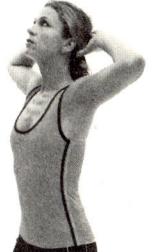

++   Bei auftretendem Schwindel oder Übelkeit sollten Sie die Übung abbrechen und Ihren Arzt konsultieren.

++   Führen Sie Kräftigungsübungen für die Halswirbelsäule zu Beginn Ihrer Trainingseinheit durch.

Kopfdrehen

Ziel: Kräftigung der Halswirbelsäulendreher

1. Legen Sie eine Hand von hinten an den Kopf, die andere Hand von vorne.
2. Versuchen Sie mit den Händen behutsam den Kopf zu drehen, ohne eine Bewegung zuzulassen.
3. Drehen Sie den Kopf gegen den Widerstand der Hände so weit wie möglich zur Seite und wieder zurück in die Neutrallage. Wechseln Sie die Richtung der Spannung.

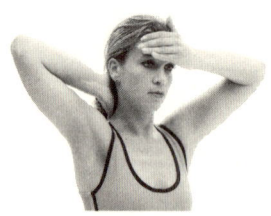

++ Achten Sie darauf, dass Sie den Kopf in Verlängerung der Wirbelsäule halten.

Stabilisation im Stand (allein gegen Wand/mit Partner)

Ziel: Ganzkörperkräftigung, Ansteuerung der Rumpfmuskulatur,
vorwiegend der rotatorisch wirkenden Muskulatur

1. Stellen Sie sich hüftbreit mit leicht gebeugten Beinen, geradem
   Oberkörper und gestreckten Armen vor eine Schrankseite/gegen
   einen Partner. Drücken Sie die Fußsohlen «in den Boden» und
   spannen Sie Ihre Rumpfmuskulatur an.
2. Drücken Sie dann die Hände gegen die Wand/von oben oder unten
   gegen eine Fensterbank oder Tischfläche.
3. Versuchen Sie gleichzeitig Rumpf und Becken, trotz des entste-
   henden Drehmomentes, in der ursprünglichen Lage zu halten.

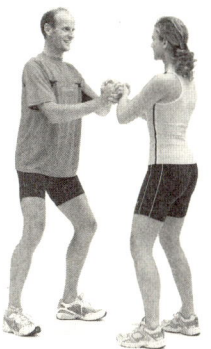 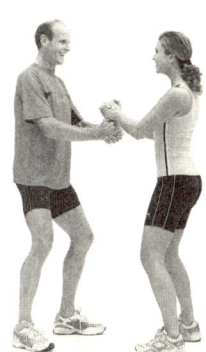

++ Unterschiedlicher Druck der Hände verändert die Körper-
    spannung. Der Druck sollte immer nur so stark sein, dass
    das Becken noch stabilisiert werden kann.

Diagonales Arm-Bein-Heben

Ziel: Ansteuerung der Rumpfmuskulatur, Kräftigung der Rückenstrecker

1. Strecken Sie in Bauchlage Ihren Körper und versuchen Sie mit
   Ihren Fingern möglichst weit nach vorne zu kommen. Ihr Kopf ist in
   Verlängerung der Wirbelsäule.
2. Drehen Sie die Handinnenseiten nach oben.
3. Heben Sie nun den linken Arm und das rechte Bein einen Zentimeter vom Boden ab und drücken Sie gleichzeitig den rechten Arm
   sowie das linke Bein leicht gegen die Unterlage.
4. Halten Sie die Spannung für einige Sekunden, wechseln Sie
   danach zum anderen Arm-Bein-Paar und wiederholen Sie die kom-
   plette Übung. Die Nase befindet sich während der ganzen Übung
   leicht über dem Boden.

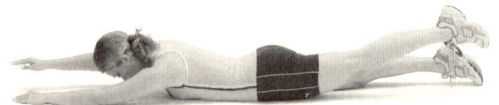

Diagonale Vierfüßlerübung

Ziel: Ansteuerung der tiefen Rückenmuskulatur, aktive Gelenk-
sicherung der Lendenwirbelsäule

1. Stellen Sie sich in den Vierfüßlerstand. Beugen Sie die Ellbogen ein
   wenig. Die Knie sind schulterbreit geöffnet in Höhe des Beckens
   aufgestellt.
2. Spannen Sie Ihre Bauchmuskulatur an, indem Sie leicht (!) den
   Bauchnabel in Richtung Wirbelsäule ziehen, und strecken Sie das
   linke Bein nach hinten.
3. Strecken Sie anschließend den rechten Arm nach vorne, mit dem
   Daumen nach oben. Strecken Sie noch zusätzlich den Nacken, der
   Blick bleibt zum Boden gerichtet.

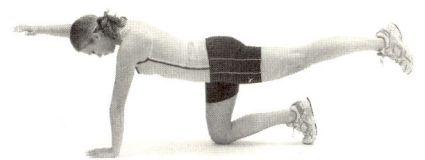

++   Sie können die Übung auch dynamisch durchführen.
     Führen Sie dazu kontrolliert Knie und Hand diagonal
     unter dem Körper zusammen und strecken Sie Bein und
     Arm wieder.

Beinheben und «Y-Übung»
Ziel: Kräftigung der Rücken- und Gesäßmuskulatur

1. Legen Sie sich auf den Bauch und winkeln Sie die Unterschenkel an.
2. Spannen Sie die Bauchmuskulatur an und ziehen Sie die Sitz-beinhöcker zusammen.
3. Heben Sie die angewinkelten Beine einen Zentimeter vom Boden ab.
4. In einer Variation halten Sie zusätzlich die Daumen in der U-Halte nach oben. Führen Sie die Schulterblätter nach hinten und unten. Halten Sie die Ellbogen unten und heben Sie die Hände so weit wie möglich nach oben.
5. Jetzt heben Sie wie vorher die Knie leicht vom Boden ab.

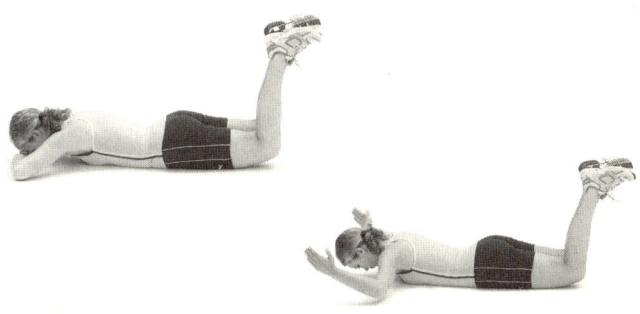

Oberkörper heben

1. Legen Sie in Bauchlage die Stirn auf die Hände.
2. Spannen Sie die Gesäßmuskulatur an und ziehen Sie leicht den Bauchnabel nach innen.
3. Ziehen Sie die Schulterblätter nach hinten unten und heben Sie den Oberkörper nach oben.
4. Sollten Sie einen Fitnessball zur Verfügung haben, legen Sie sich auf den Ball und rollen Sie den Oberkörper «Rippe für Rippe» so weit wie möglich nach oben auf.

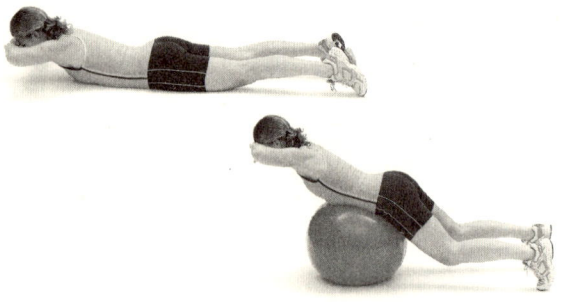

++ Im Normalfall können Sie mit Ihrem Rückenstrecker den Oberkörper nach hinten bzw. nach oben heben. Bei Wirbelgleiten vermeiden Sie die Überstreckung.

Kraulübung

1. Strecken Sie in der Bauchlage Ihren Körper und spannen Sie die Bauch- und Gesäßmuskulatur an.

2. Führen Sie die Arme wechselseitig dicht am Körper entlang über dem Boden nach hinten zum Gesäß und wieder nach vorne (kraulen), als ob Sie eine Wand wegschieben wollten. Berühren Sie mit den Daumen beim Wechseln immer die Achselhöhlen.

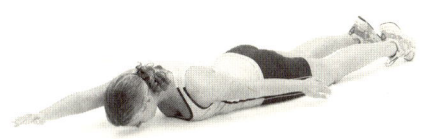

++   Das durch die Bewegung entstehende Ein- und Auswärtsdrehen der Arme führt weiterlaufend zu einer Mobilisation der Schulterblätter.

Wanddrücken

Ziel: Kräftigung der oberflächlichen Rückenmuskulatur, Aufrichtung der Brustwirbelsäule

1. Stellen Sie sich im Abstand von einer bis eineinhalb Fußlängen an eine Wand.
2. Legen Sie die Oberarme etwa in Schulterhöhe an die Wand und winkeln Sie die Unterarme rechtwinklig nach vorne ab.
3. Drücken Sie den gestreckten Körper nach vorne, sodass sich die Schulterblätter etwa 3 cm von der Wand entfernen.
4. Gehen Sie wieder zurück in die Ausgangsstellung, ohne dass die Schulterblätter die Wand berühren (Reverse Flys kurz).
5. In einer Variation drehen Sie die Hände nach außen und drücken die Handrücken gegen die Wand. Das Kreuzbein, die Brustwirbelsäule, Schultern und Kopf haben dabei Kontakt zur Wand.

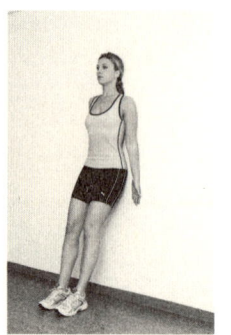 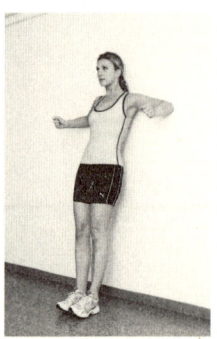

++ Die Übung führt zur optimalen Entlastung der Brustregion, zur Aufrichtung der Brustwirbelsäule und zur Tonisierung der gesamten Rückenmuskulatur.

Bauchmuskulatur (Crunch)

1. Winkeln Sie in Rückenlage die Beine an.
2. Heben Sie Ihren Kopf und die Schultern von der Unterlage. Rollen Sie kontrolliert den Rumpf «Wirbel für Wirbel» ein.
3. Bewegen Sie das Brustbein nach oben und vorne in Richtung Decke und richten Sie auch ihren Blick dorthin.
4. Zur Intensivierung der Übung, aber auch zur Entlastung der Halsmuskels (falls nötig), unterstützen Sie mit den Händen den Kopf, ohne den Kopf nach vorne zu ziehen (!)

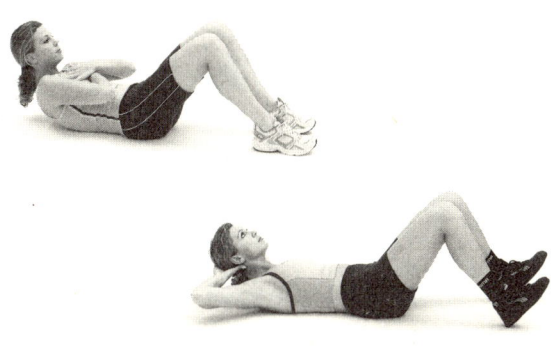

Herausschieben des Beines und «Käfer-Crunch»

Ziel: Kräftigung der Bauchmuskulatur

1. Legen Sie sich auf den Rücken und winkeln Sie die Beine 90 Grad an, sodass Sie deutlich den Kontakt zum Boden spüren. Ziehen Sie leicht den Bauchnabel ein.
2. Heben Sie den Kopf leicht an und schieben Sie die Beine wechselseitig nach vorne heraus. Schieben Sie die Beine nur so weit nach vorne, dass die Lendenwirbelsäule noch Kontakt zum Boden behält.
3. Intensivieren Sie die Übung durch die Kombination mit Armbewegungen (Käfer): Berühren Sie mit der Hand (Ellbogen) den Fuß (Knie) des diagonal herangezogenen Beines. Der andere Arm wird nach hinten gestreckt.

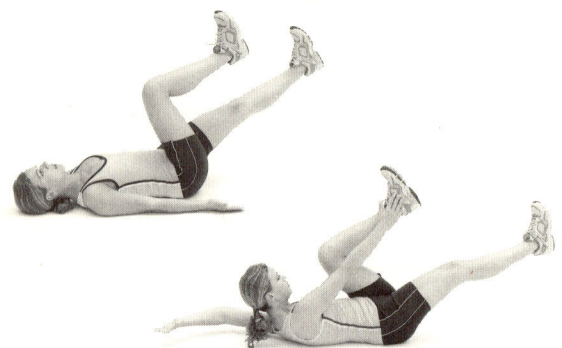

++ Eine statische Übungsvariante erhalten Sie durch diagonales Aneinanderdrücken von Hand und Knie.

++ Bei dieser Übung wird besonders der untere Bauchmuskelanteil gekräftigt.

Bauchmuskulatur im Vierfüßlerstand

1. Beugen Sie im Vierfüßlerstand leicht die Ellbogen. Die Knie sind hüftbreit geöffnet.

2. Halten Sie die Wirbelsäule gerade und durch Bauchspannung stabil. Heben Sie die Knie eine Handbreit vom Boden ab.

3. Schieben Sie mit Ihren Händen in verschiedene Richtungen, ohne dass eine sichtbare Bewegung stattfindet: in Richtung Füße, nach innen und nach außen.

4. Drücken Sie die Hände oder Füße (Tippeln) schnell abwechselnd in den Boden.

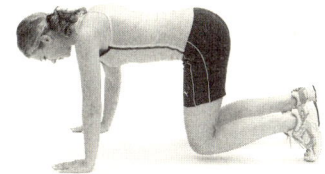

Beckenlift

Ziel: Kräftigung der Hüftstreckmuskulatur

1. Stellen Sie in der Rückenlage Ihre Beine an. Ziehen Sie die Zehen nach oben. Drücken Sie die Arme leicht in den Boden und ziehen Sie die Schultern nach hinten unten.
2. Heben Sie nun langsam das Becken vom Steißbein und rollen Sie die Wirbelsäule «Wirbel für Wirbel» nach oben, bis der Oberkörper mit dem Standbein eine Linie bildet.
3. Senken Sie abschließend das Becken langsam nach unten bis knapp über die Unterlage.
4. Zur Intensivierung winkeln Sie ein Bein 90 Grad an oder ziehen es zur Brust heran. Heben und senken Sie abwechselnd das Becken.

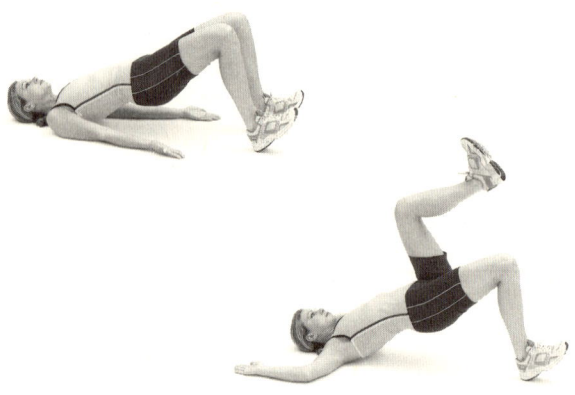

Beckenbodenmuskulatur – Ansteuerung

Ziel: Ansteuerung der Beckenbodenmuskulatur

1. Stehen Sie in aufrechter Haltung hüftbreit mit leicht angewinkelten Beinen. Lassen Sie die Arme locker seitlich am Körper hängen und berühren Sie mit Ihrem Zeige- und Mittelfinger den jeweiligen Sitzbeinhöcker.

2. Bringen Sie beide Sitzbeinhöcker «in Gedanken» zueinander, ohne dabei die Gesäßmuskeln zusammenzukneifen.

3. Für Frauen: Versuchen Sie, zusätzlich Ihre Schamlippen zusammenzukneifen. Für Männer: Versuchen Sie, zusätzlich in Gedanken Ihr Glied auf und ab zu bewegen.

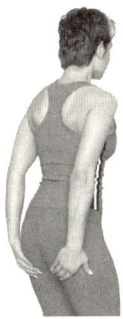

++   Aktive Beckenbodenmuskulatur ist nur in aufrechter Haltung möglich!

Kniebeuge

1. Stehen Sie im Parallelstand etwa schulterbreit. Halten Sie den Oberkörper in normaler «physiologischer» Stellung.
2. Beugen Sie die Beine im Kniegelenk so weit, wie Sie eine korrekte Fuß- und Oberkörperhaltung beibehalten können (etwa 60–80 Grad). Neigen Sie dabei den «geraden» Oberkörper leicht nach vorne (Bücken).
3. Heben Sie den Kopf, bewegen Sie das Brustbein nach vorne oben und strecken Sie gleichmäßig Hüft-, Knie- und Sprunggelenk.

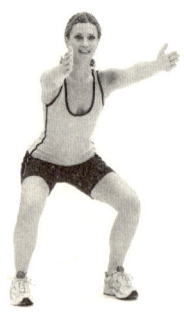 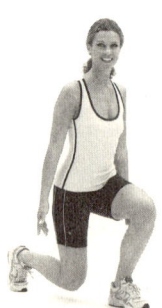

++ Schieben Sie beim Beugen eher das Gesäß nach hinten und nicht die Knie nach vorne über die Zehenspitzen.

++ Variation Einbeinkniebeuge: Aus der Schrittstellung senken Sie das Gesäß nach unten, bis das hintere Knie fast den Boden berührt. Danach strecken Sie sich wieder.

Gesundheitsliegestütz

Ziel: Kräftigung der Brust-, Arm- und Schultermuskulatur

1. Legen Sie sich im Vierfüßlerstand ein weiches Kissen unter die Knie und überkreuzen Sie die Fußgelenke.
2. Drücken Sie leicht die Füße gegeneinander, halten Sie den Rücken gestreckt.
3. Spannen Sie Bauch- und Gesäßmuskulatur an (Rumpf stabilisieren).
4. Beugen und strecken Sie im Wechsel langsam Ihre Arme.
5. Zur Intensivierung: Strecken Sie Ihren Körper.

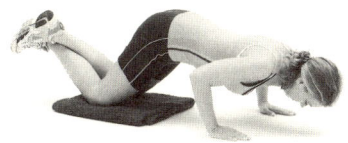

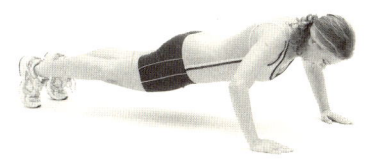

++ Achten Sie darauf, dass Sie während der Bewegung Ihren Körper durch eine entsprechende Körperspannung stabil halten.

Seitstütz

Ziel: Ziel: Ganzkörperkräftigung, unter Berücksichtigung der seitlichen Rumpfstabilisatoren

1. Legen Sie sich auf die Seite. Winkeln Sie Ihre Unterschenkel 90 Grad an. Rumpf und Oberschenkel bilden eine Linie.
2. Stützen Sie sich auf dem Unterarm ab. Der Ellbogen befindet sich unter dem Schultergelenk.

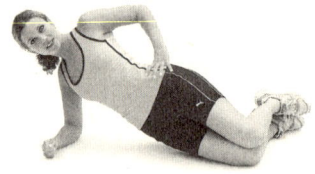

3. Heben Sie Ihr Gesäß, bis Ihr Körper vom Kopf bis zu den Knien eine Linie bildet.

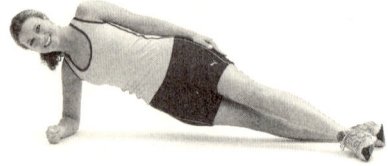

4. Führen Sie in der Endstellung Gehbewegungen aus, d. h., das Bein zieht nach vorne, der Arm nach hinten.

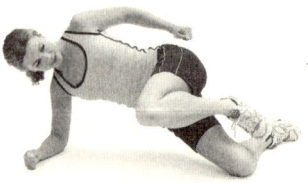

5. Zur Intensivierung strecken Sie die Beine und legen das obere vor das untere Bein. Ziehen Sie die Zehen heran (gestreckter Seitstütz).

Unterarmstütz

1. Stützen Sie sich im Vierfüßlerstand auf den Unterarmen und den Knien ab. Die Zehen sind aufgestellt, die Knie stehen ca. 10 cm hinter den Hüftgelenken.
2. Spannen Sie Ihre Rumpfmuskulatur an, halten Sie Ihren Rücken gerade.
3. Heben Sie Ihre Knie einen Zentimeter vom Boden ab.
4. Zur Intensivierung vergrößern Sie den Abstand zwischen Unterarmen und Knien. Wichtig ist eine ausreichende Rumpf- und Beckenstabilisation.

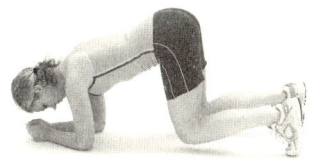

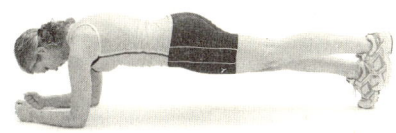

Funktionstraining Beweglichkeit

Eine «gute» Beweglichkeit bietet gute mechanische Arbeits-voraussetzungen im Gelenk und wirkt sich somit auf die Leis-tungsfähigkeit positiv aus. Beweglichkeitsübungen wie aktive Gelenkmobilisationstechniken und Muskeldehntechniken zie-len dementsprechend darauf ab, die individuelle Beweglichkeit zu verbessern oder zumindest zu erhalten. Das ist insofern wich-tig, als bei den meisten Alltagsbewegungen, aber auch sport-lichen Aktivitäten die Gelenke nicht immer in ihrem ganzen Bewegungsumfang benutzt werden.

Meist spüren Sie Bewegungseinschränkungen oder Muskel-verkürzungen selbst recht gut, wenn sich beispielsweise ein Kör-perteil zu verschiedenen Seiten unterschiedlich weit bewegen lässt. Ein Gefühl der Steifheit oder Müdigkeit nach längerer Inak-tivität (langem Sitzen) kann ebenfalls ein Hinweis sein. Verkürzte Schulter- und Nackenmuskeln verursachen häufig Unbehagen oder Schmerzen in diesem Bereich oder gar Kopfschmerzen. Ver-kürzte Rückenstrecker im Bereich der Lendenwirbelsäule führen zu Kreuzschmerzen und Beschwerden bei Bewegungen.

Die Muskulatur kann mit verschiedenen Methoden gedehnt werden. Alle Dehnmethoden haben dabei ihre Berechtigung. Wir möchten Ihnen zu Beginn das statische Dehnen empfehlen, da Sie die zu dehnende Muskulatur gut spüren und die Ausfüh-rung der Übung leicht kontrollieren können. Dabei gehen Sie langsam an die maximale Dehngrenze heran, halten die Position 10–20 Sekunden lang und gehen langsam wieder in die Aus-gangsstellung zurück. Wenn Sie über ein gutes Körpergefühl verfügen, lohnt sich ein mehrmaliges dynamisches Dehnen in der Endposition oder ein kurzes Anspannen in der Endposition, bevor Sie weiter dehnen. Besonders bewährt hat sich das Dehnen in der beschriebenen Weise am Ende Ihrer Trainingseinheit –

quasi als Cool-down zur Entspannung. Sollten Sie im Rahmen Ihres Aufwärmens vor einem Wettkampf dehnen wollen, tun Sie das pro Übung nur 5–8 Sekunden lang. Lenken Sie Ihre Aufmerksamkeit auf die zu dehnende Muskulatur und atmen Sie bewusst bei der Dehnung aus. Das Dehngefühl sollten Sie immer als angenehm empfinden!

Nasenpinsel

Ziel: Mobilisation der Halswirbelsäule

1. Drehen Sie den Kopf langsam nach rechts und links. Schauen Sie dabei so weit wie möglich über die Schulter.
2. Schauen Sie nach oben und schauen Sie nach unten.
3. Stellen Sie sich vor, an Ihrer Nase sei ein Pinsel befestigt. Malen Sie in aufrechter Haltung nun mit Ihrem Pinsel kleine Kreise auf ein Blatt Papier. Die Kreise dürfen Tischtennisballgröße erreichen.

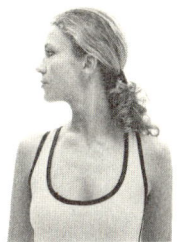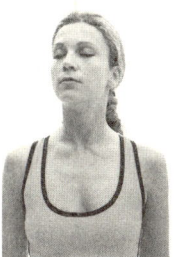

++   Sollte Ihnen schwindelig werden, reduzieren Sie den Bewegungsausschlag oder brechen Sie die Übung ab.

Schulterkreisen

Ziel: Mobilisation des Schultergürtels

1. Heben und senken Sie die Schultern.
2. Ziehen Sie die Schultern nach hinten und zusammen mit den Armen nach vorne.
3. Beschreiben Sie mit Ihren Schultern große Kreise rückwärts. Legen Sie dazu ggf. Ihre Hände auf die Schultern.
4. Danach versuchen Sie, hinter dem Rücken mit der linken Hand von oben und mit der rechten Hand von unten die Finger zu berühren bzw. zu greifen.

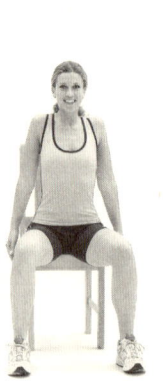 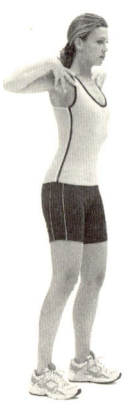 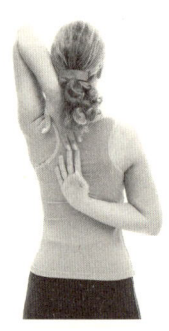

++   Schulterkreisen ist eine der einfachsten und wirksamsten Übungen für Zwischendurch.

Brustwirbelsäulenstreckung

Ziel: Mobilisation der Brustwirbelsäule (BWS) in Streckung;
     Dehnung der Bauch- und Zwischenrippenmuskulatur, Zen-
     tralisierung der Bandscheibenkernposition

1. Winkeln Sie in der Rückenlage ein Bein an und stellen Sie den Fuß
   des anderen Beines auf das Knie des gebeugten.
2. Legen Sie eine feste Rolle (zusammengerolltes Handtuch) mit ca.
   10 cm Durchmesser unter den Rücken in Höhe des Brustbeines.
3. Verschränken Sie die Hände hinter dem Kopf, ziehen Sie Ihr Kinn
   etwas ein und senken Sie langsam die Schultern zum Boden hin.
   Sie spüren bei dieser Übung auch deutlich eine Dehnung in den
   vorderen Muskeln des Brustkorbes.

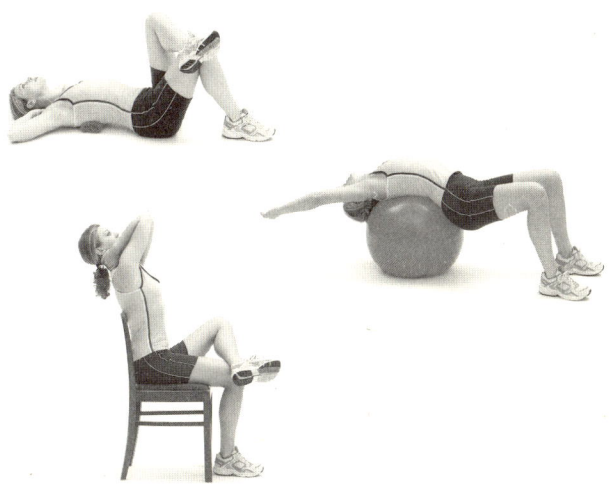

++   Durch eine leichte Verschiebung der Rolle nach oben und
      unten wird mehr der obere bzw. untere Teil der Brust-
      wirbelsäule mobilisiert.

++   Die Übung kann auch auf einem Stuhl ausgeführt werden.

Sphinx und Kobra

Ziel: Mobilisation der Wirbelsäule in Streckung; Dehnung der Bauch- und Zwischenrippenmuskulatur, Zentralisierung der Bandscheibenkernposition

1. Stützen Sie sich in Bauchlage auf die Unterarme.
2. Schieben Sie das Brustbein nach vorne oben und lassen Sie das Becken locker am Boden liegen. Nach zwei Sekunden sinken Sie wieder nach unten und wiederholen die Übung einige Male.
3. Intensiver wird die Übung, wenn Sie die Hände direkt neben den Schultern aufstützen und den Oberkörper so weit wie möglich aufrichten. Becken, Hüfte und Beine bleiben schlaff liegen.

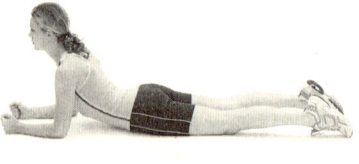

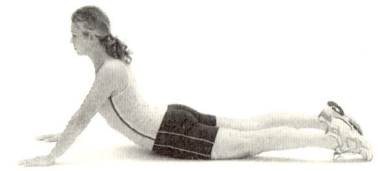

Mobilisation – Wirbelsäule in Beugung

Ziel: Mobilisation der Wirbelsäule (vor allem Lendenwirbelsäule) und Dehnung der Rückenmuskulatur

1. Setzen Sie sich mit gegrätschten Beinen auf das vordere Ende der Sitzfläche.
2. Senken Sie langsam den Oberkörper zwischen Ihre Beine, indem Sie Wirbel für Wirbel vom Kopf her abrollen. Atmen Sie locker weiter.

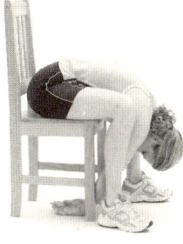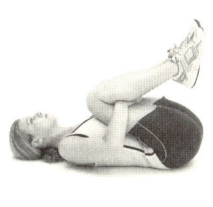

++ In der Rückenlage ziehen Sie die Knie so weit wie möglich zur Brust heran

++ Diese Übungen werden meist als sehr wohltuend empfunden, da sie zu einer Streckung der Lendenwirbelsäule führen.

Drehdehnlagerung – Drehdehnsitz

Ziel: Dehnung der Brustmuskulatur, Mobilisation der (Brust-)
Wirbelsäule in Rotation

1. Legen Sie sich auf eine Seite und winkeln Sie beide Beine mindestens 90 Grad an. Fixieren Sie die Beine mit der unteren Hand.

2. Drehen Sie den Kopf, den oberen Arm und die obere Schulter behutsam nach hinten und nach unten. Schauen Sie der Hand nach. Durch bewusstes Ausatmen in die gedehnte Region können Sie die Dehnung positiv unterstützen.

3. Im Sitzen stellen Sie den rechten Fuß neben das linke Knie. Überkreuzen Sie mit dem gegenüberliegenden linken Arm das angewinkelte rechte Bein. Stützen Sie sich mit der rechten Hand hinten ab. Drehen Sie den Oberkörper nach rechts und schauen Sie dabei nach hinten. Danach Richtungswechsel.

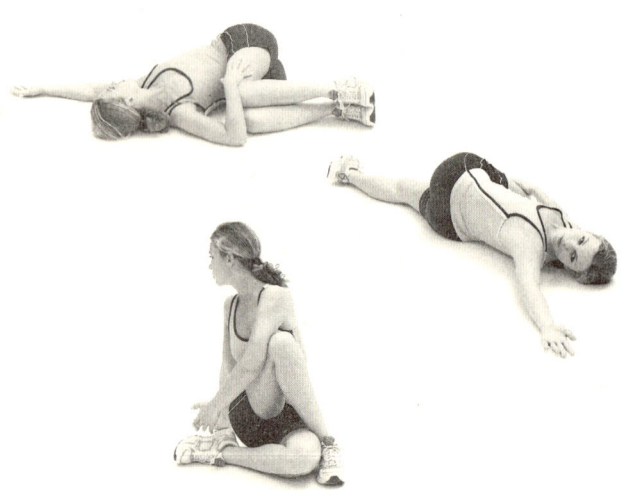

Seitneigung

Ziel: Mobilisation der Brustwirbelsäule in Seitneigung, Dehnung der Zwischenrippenmuskulatur, Rippenbeweglichkeit verbessern

1. Umfassen Sie im Stand mit der linken Hand Ihren rechten Ellbogen, der Richtung Decke zeigt.
2. Neigen Sie Ihren Oberkörper behutsam zur Seite.
3. Durch bewusstes Atmen in die gedehnte Region können Sie die Dehnung positiv unterstützen.

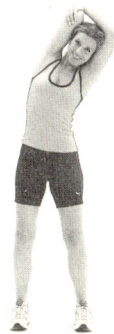

Mobilisation Kreuzdarmbeingelenk (ISG) – Becken vorschieben

Ziel: Automobilisation des Kreuzdarmbeingelenks und Stoffwechselförderung der Lendenwirbelsäule

Schieben Sie im Sitzen abwechselnd jeweils ein Knie (eine Gesäßhälfte) nach vorne.

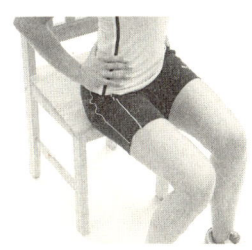

++ In der Rückenlage schieben Sie abwechselnd die rechte und die linke Fußsohle von sich weg. Die Bewegung erfolgt nur aus der Hüfte

Dehnung – seitliche Hals-Nacken-Muskulatur
Ziel: Dehnung der seitlichen Hals- und Nackenmuskulatur

1. Neigen Sie den Kopf so weit wie möglich nach rechts in Richtung Schulter. Fixieren Sie den Kopf, indem Sie ihn mit der rechten Hand umfassen (nicht ziehen!).
2. Schieben Sie die linke Hand nach unten, bis Sie deutlich eine Dehnung an der seitlichen Hals-Nacken-Muskulatur spüren.

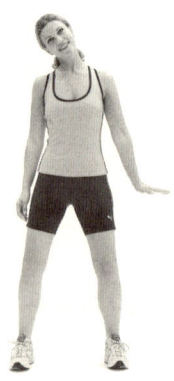

++ Falls Schmerzen, Schwindel oder ein Taubheitsgefühl im Halswirbelsäulenbereich auftreten, ist die Übung abzubrechen und die Ursache mit dem Arzt abzuklären.

Hintere Hals-Nacken-Muskulatur

Ziel: Dehnung der Rückwärtsbeuger des Kopfes und des Nackens

1. Umfassen Sie mit einer Hand den oberen Teil des Nackens.
2. Mit der anderen Hand fassen Sie über den Kopf, sodass beide Ellbogen nach vorne zeigen.
3. Ziehen Sie nun das Kinn bei leicht geöffnetem Mund ein und schauen nach unten.
4. Ziehen Sie den Kopf so weit in Richtung Doppelkinn, dass Sie eine Dehnung in der Muskulatur am oberen Nacken spüren.

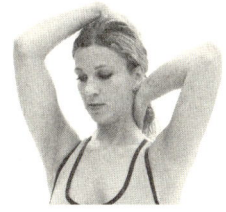

Brustmuskulatur

Ziel: Dehnung der Brustmuskulatur

1. Stellen Sie sich mit der linken Seite zur Wand (oder Türrahmen).
2. Winkeln Sie den linken Arm an und legen Sie ihn etwa in einem 45-Grad-Winkel nach hinten an die Wand.
3. Drehen Sie nun leicht den Körper nach rechts, bis Sie eine Dehnung in der linken Brustmuskulatur spüren.

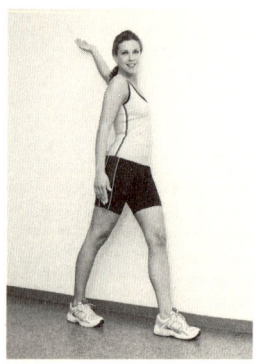

++ Durch unterschiedliches Abwinkeln des Armes (waagrecht, nach oben, nach unten) werden verschiedene Anteile der Brustmuskulatur gedehnt.

Gesäßmuskulatur

Ziel: Dehnung der tiefen Gesäßmuskulatur

1. Setzen Sie sich auf eine Matte. Stellen Sie einen Fuß über das Knie des liegenden Beines auf den Boden.
2. Umfassen Sie das Knie und richten Sie sich auf.
3. Ziehen Sie das Knie sanft zur gegenüberliegenden Schulter, bis Sie deutlich eine Dehnung in der Gesäßhälfte des unteren Beines spüren.

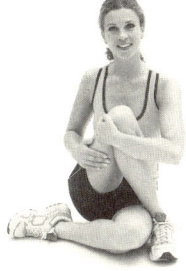

Innenseite Oberschenkelmuskulatur

Ziel: Dehnung der Schenkelanzieher (lange Anteile)

1. Stellen Sie sich mit weit gegrätschten Beinen frontal vor einen Stuhl oder Tisch. Die Füße zeigen nach vorne.

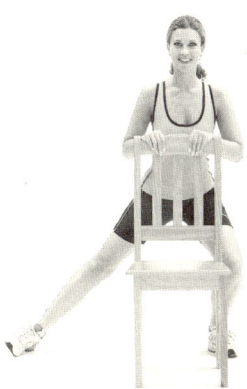

2. Stützen Sie sich mit den Unterarmen oder Händen ab und halten Sie den Oberkörper aufrecht.
3. Verlagern Sie Ihr Gewicht langsam auf das rechte Bein. Das linke Bein schieben Sie gestreckt nach außen, während Sie das rechte Bein immer weiter beugen, bis Sie deutlich eine Dehnung der langen Muskeln an der linken Oberschenkelinnenseite spüren.

Vordere Hüftmuskulatur
Ziel: Dehnung des Hüftgelenkbeugers

1. Stützen Sie sich in weitem Einbeinkniestand auf dem vorderen Oberschenkel oder mit den Händen am Boden ab.
2. Schieben Sie die Hüfte nach vorne und unten, bis Sie deutlich eine Dehnung im geöffneten Hüftbereich spüren. Sie können die Streckung noch unterstützen, indem Sie die Hüftseite des hinteren Beines nach vorne und innen drehen.

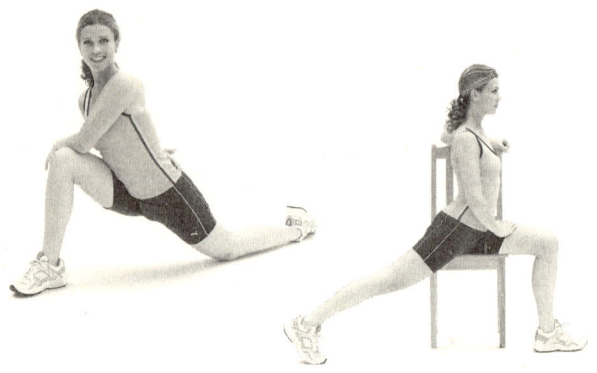

++ Sie können auch seitlich auf einem Stuhl sitzen und das äußere Bein so weit wie möglich nach hinten schieben.

Dehnung – Vordere Oberschenkelmuskulatur

Ziel: Dehnung des Kniegelenkstreckers

1. Knien Sie sich auf ein Kissen und halten Sie Ihr Gleichgewicht, indem Sie sich mit einer Hand an einem Stuhl oder am Oberschenkel abstützen.
2. Umfassen Sie das hintere Sprunggelenk. Strecken Sie die Hüfte nach vorne.
3. Bewegen Sie behutsam die Ferse in Richtung Gesäß, bis Sie deutlich eine Dehnung an der Vorderseite des Oberschenkels spüren.

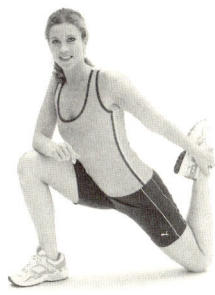 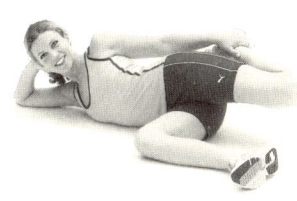

++ In der Seitenlage umfassen Sie das Sprunggelenk des oberen Beines und ziehen es nach hinten und die Ferse in Richtung Gesäß.

Hintere Oberschenkelmuskulatur

Ziel: Dehnung des Kniegelenkbeugers

1. Stellen Sie im Kniestand ein Bein leicht gebeugt nach vorne und stützen Sie sich mit den Armen auf seitlich stehende Stühle ab.
2. Kippen Sie das Becken und den aufrechten Oberkörper so weit nach vorne, bis Sie deutlich eine Dehnung an der Rückseite des Oberschenkels spüren.

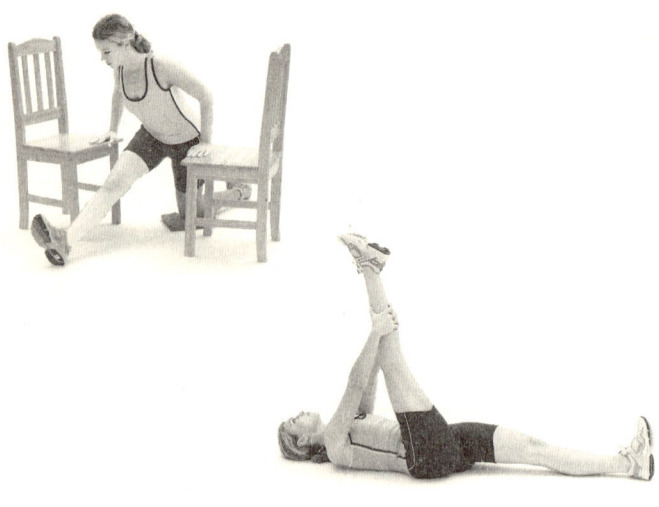

++   In der Rückenlage umfassen Sie den Oberschenkel und strecken behutsam das gebeugte Bein nach oben. Ziehen Sie es in der Endposition behutsam zu sich heran.

Rückengerechte Verhältnisse – die wichtigsten Ergonomietipps

Nutzen Sie Ihre Ausstattung richtig
Nicht immer sind die Arbeitsmittel, z.B. der Stuhl, Tisch oder Bildschirm genau so eingestellt, wie Sie es brauchen. Bei den Einstellungsempfehlungen wird von einer aufrechten Haltung ausgegangen. Sie soll Ausgangspunkt für eine möglichst große Bewegungsfreiheit sein.

Optimieren Sie Ihre Umgebung
Die Arbeitsmittel oder Möbel sollten *individuell* auf Ihre Körpermaße, Arbeitsaufgaben und Bedürfnisse angepasst werden können. In einem guten Fachgeschäft wird man Sie darüber informieren. Besondere ergonomische Qualität wird durch das Prüfsiegel «Ergonomie geprüft» des TÜV Rheinland ausgewiesen. Das Gütesiegel der AGR (Aktion Gesunder Rücken e.V.) kennzeichnet besonders rückengerechte Produkte.

Sorgen Sie für Abwechslung und Bewegung
Konzipieren Sie Ihren Arbeitsplatz so, dass er Sie zu einem «bewegten» Verhalten animiert, und gestalten Sie Ihren Arbeitsalltag abwechslungsreich und bewegt.

Der dynamische Büro- und Bildschirmarbeitsplatz

Der Arbeitsstuhl
Der Arbeitsstuhl muss ergonomisch gestaltet und standsicher sein. Er muss ein *entspanntes, dynamisches Sitzen* gewährleisten und darf die *Bewegungsfreiheit nicht einschränken.*

- Sitzhöheneinstellung: Die Sitzhöhe so einstellen, dass sie ungefähr der Kniekehlenhöhe entspricht. Die Oberschenkel sind waagrecht oder fallen leicht nach vorne ab.
- Rückenlehneneinstellung: Die Rückenlehne so einstellen, dass sich der Lendenbausch (Wölbung) in Höhe des Kreuzes (etwa Gürtelhöhe) befindet.

Der Arbeitstisch

Ihr Arbeitstisch muss ausreichend *groß*, *stabil* und *reflexionsfrei* sein. Der Bildschirm, die Tastatur, die Maus, die Schriftstücke und sonstige Arbeitsmittel wie etwa Vorlagenhalter oder Telefon sollten *flexibel angeordnet* werden können, ohne dass die Teile über den Tischrand hinausragen.

- Arbeitshöheneinstellung: Die Arbeitshöhe ist so einzustellen, dass sich die mittlere Buchstabenreihe der Tastatur in Ellbogenhöhe oder etwas darunter befindet. Beim Sitzen sollte über den Oberschenkeln eine Handbreit Platz bis zur Tischplattenunterkante sein.

Der Steharbeitstisch

Ein zusätzlicher Steharbeitsplatz mit einer Höhenverstellbarkeit von 90 bis 125 cm ist die beste Möglichkeit, zwischen sitzender und stehender Arbeitsweise zu wechseln (s. nächste Seite).

Das Bildschirmgerät

Ihr Bildschirm muss sich bequem in Entfernung und Neigung ausrichten lassen. Er muss frei von störenden Reflexionen und Blendungen sein. Der Bildschirm ist so einzustellen, dass man in aufrechter, entspannter Körperhaltung auf den Bildschirm schauen kann, ohne dabei den Kopf oder Oberkörper drehen zu müssen, seitwärts zu neigen oder vorzubeugen. Günstig ist ein

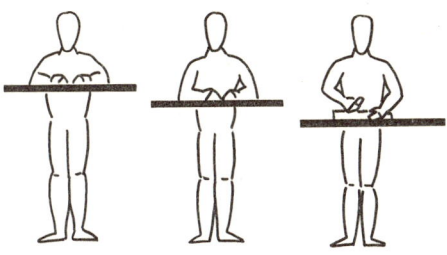

feine Arbeit   leichte Arbeit   schwere Arbeit

Die richtige Arbeitshöhe für unterschiedliche Tätigkeiten (im Stehen)

Winkel von 15 bis 30 Grad nach unten. Der Abstand zum Bildschirm sollte mindestens 50 cm betragen.

Tastatur

Ihre Tastatur müssen Sie bequem bedienen können. Um Ihre Gelenke, Sehnen und Bänder nicht übermäßig zu strapazieren, sollte eine unverkrampfte Handhaltung möglich sein. Dafür benötigen Sie ausreichend Platz vor der Tastatur zum Auflegen der Hände und der Arme.

Wie man sich bettet, so schläft man – Ergonomietipps fürs Bett

Das Hauptkriterium für die richtige Haltung im Liegen ist, dass die Wirbelsäule in jeder Position ihre physiologische Form bewahren kann. Das Bett sollte an den Stellen nachgeben, die durch Druck stärker beansprucht werden (Schultergürtel, Becken), und sich dort anschmiegen, wo die Belastung geringer ist (Lendenwirbelsäule, Arme). Eine individuelle Verstärkung bestimmter Zonen ist z. B. bei Rückenbeschwerden, bei Übergewicht oder in der Schwangerschaft günstig. Die Unterfederung, die stützende und tragende Eigenschaften haben muss, und die Matratze, die als Komfort- und Klimazone funktioniert, bilden eine funktionale Einheit.

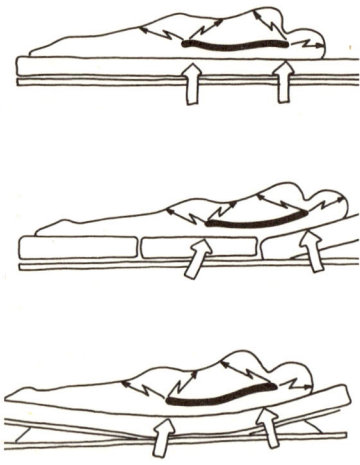

Falsches Liegen kann Ursache von Rücken- und Nackenbeschwerden sein:
(1) Brett im Bett – die Wirbelsäule wird geknickt
(2) Falsche Fuß- und Kopflagerung – die Wirbelsäule wird unnatürlich verbogen
(3) Verbrauchtes Bett – die Wirbelsäule hängt durch

Das Auto – günstig sitzen

Bedingt durch die niedrige Sitzhöhe und die hohen Sicherheits-anforderungen an den Autositz kann der Autofahrer selten dyna-misch sitzen. Gerade aus diesem Grund ist es wichtig, dass der Autofahrer die optimale Sitzposition einnimmt. Die wichtigsten Punkte sind:

- freies Sichtfeld
- das Bein ist bei durchgetretenem Pedal leicht angewinkelt
- die Oberschenkel liegen auf und Pedale können leicht durchgetreten werden
- das Lenkrad kann mit leicht angewinkelten Armen gut erreicht werden
- beim Drehen des Lenkrads bleibt Schulterkontakt erhalten
- Kopfstützenoberkante auf Höhe der oberen Kopfkante

Kleine Beckenbewegungen und isometrische Übungen ermöglichen zumindest etwas Dynamik beim Autofahren. Beherzigen Sie auch die kurze Bewegungspause nach spätestens zwei Fahrstunden.

Trainingsprogramme

Um Ihnen für das tägliche Heimtraining die Übungszusam-
menstellung zu erleichtern, wurden die folgenden Übungsprogramme ausgearbeitet. Sie versuchen, alle Aspekte eines zielge-
richteten Rückentrainings abzudecken.

Übungsprogramme werden erfahrungsgemäß nur dann zu
Hause regelmäßig durchgeführt, wenn sie nicht länger als zehn
Minuten dauern.

Beginnerprogramm Stabilisation

	Dauer	Wiederholungen	Pause
1. Katze und Pferd	30 Sek.	5–8 × langsam	
2. Kniebeuge	40 Sek.	15–20 ×	
3. Curl-up	20 Sek.	10 × je Seite	
4. Seitstütz	8–15 Sek.	3 × je Seite	15 Sek. Pause
5. Vierfüßler	8–15 Sek.	3 × je Seite	15 Sek. Pause
6. Beckenlift	8–15 Sek.	3 ×	15 Sek. Pause

Basisprogramm Stabilisation

	Dauer	Wiederh.	Pause
1. Beckenlift	20–30 Sek. je Seite	1–3 ×	15 Sek. Pause
2. Oberkörper heben	30–40 Sek.	3 ×	15–30 Sek. Pause
3. Wanddrücken	40 Sek.	15–20 × 1–3 Serien	30 Sek. Pause
4. Beine herausschieben	30–40 Sek.	3 ×	30 Sek. Pause
5. Crunch	30–40 Sek.	1–3 ×	30 Sek. Pause
6. Kniebeuge	30–40 Sek.	15–20 ×	30 Sek. Pause
7. Vierfüßler	15–30 Sek.	1–3 ×	15 Sek. Pause
8. Seitstütz	15–30 Sek. je Seite	1–3 ×	15 Sek. Pause

Basisprogramm Beweglichkeit

	Dauer	Wiederh.
1. Mobilisation Halswirbelsäule	5 × je Seite	
2. Dehnung seitliche Hals-Nacken-Muskulatur	10 Sek. je Seite	1–5 ×
3. Mobilisation Schultergürtel		10 ×
4. Mobilisation Brustwirbelsäule	10–30 Sek.	
5. Mobilisation Lendenwirbelsäule	10–30 Sek.	
6. Mobilisation Brustwirbelsäule	30 Sek.	
7. Dehnung Gesäßmuskulatur	10 Sek. je Seite	1–5 ×
8. Dehnung hintere Oberschenkel-muskulatur	10 Sek. je Seite	1–5 ×
9. Dehnung vordere Hüftmuskulatur	10 Sek. je Seite	1–5 ×
10. Dehnung vordere Oberschenkel-muskulatur	10 Sek. je Seite	1–5 ×

Halswirbelsäulen-Programm

	Dauer	Wiederh.	Pause
1. Hals-Nacken-Muskulatur	8 Sek.	1–3 ×	15 Sek. Pause
2. Hals-Nacken-Muskulatur	8 Sek.	1–3 ×	15 Sek. Pause
3. Mobilisation Halswirbelsäule		5 × je Seite	
4. Dehnung seitliche Hals-Nacken-Muskulatur	10 Sek. je Seite	1–5 ×	
5. Dehnung hintere Hals-Nacken-Muskulatur	10 Sek.	1–5 ×	
6. Mobilisation Schultergürtel		10 ×	

Brustwirbelsäulen-Programm

	Dauer	Wiederh.	Pause
1. Kraulübung	30–40 Sek. (15–20 ×)	1–3 ×	30 Sek. Pause
2. Wanddrücken	30–40 Sek. (15–20 ×)	1–3 ×	30 Sek. Pause
3. Oberkörper aufrollen	30–40 Sek. (10–15 ×)	1–3 ×	30 Sek. Pause
4. Mobilisation Schultergürtel		10 ×	
5. Mobilisation Brustwirbelsäule	10–15 Sek.	1–5 ×	
6. Mobilisation Brustwirbelsäule	10–15 Sek. je Seite	1–5 ×	
7. Mobilisation Brustwirbelsäule	10–15 Sek. je Seite	1–5 ×	
8. Dehnung Brustmuskulatur	10 Sek. je Seite	1–5 ×	

Lendenwirbelsäulen-Programm

	Dauer	Wiederh.	Pause
1. Beine herausschieben	30–40 Sek.	3 ×	30 Sek. Pause
2. Crunch	30 Sek. 10–15 ×	3 ×	30 Sek. Pause
3. Oberkörper heben	30–40 Sek.	3 ×	15–30 Sek. Pause
4. Oberkörper aufrollen	30–40 Sek. (10–15 ×)	1–3 ×	30 Sek. Pause
5. Beckenlift	30–40 Sek. (10–15 ×)	1–2 ×	30 Sek. Pause
6. Beckenboden	10 Sek.	1–5 ×	
7. Seitstütz	15–30 Sek. je Seite	1–3 ×	15 Sek. Pause
8. Mobilisation Lendenwirbelsäule	10–30 Sek.		
9. Mobilisation Lendenwirbelsäule	10–30 Sek.		
10. Mobilisation Lenden- wirbelsäule – ISG	30 Sek.		
11. Dehnung Gesäß- muskulatur	10 Sek. je Seite	1–5 ×	
12. Dehnung vordere Hüftmuskulatur	10 Sek. je Seite	1–5 ×	

Trainingsprogramme – Funktionstraining bei Wirbelsäulenerkrankungen

Dieser Abschnitt enthält Übungen, die speziell auf einige Krankheitsbilder ausgerichtet sind. Sie sollen Ihnen Hilfestellungen für ein effektives Heimtraining geben, das der Sicherung eines Behandlungsergebnisses dienen kann. Stimmen Sie die Übungen mit Ihrem Therapeuten ab. Üben Sie nicht selbsttätig bei akuten Schmerzen!

Übungsprogramm bei Bandscheibenvorwölbung oder -vorfall

Zu beachten: Schmerzfreiheit während und nach dem Üben, keine abrupten Beuge-, Streck- und Drehbewegungen, Vorsicht vor Stauchbelastungen durch Sprünge und Hüpfen (Belastungs- spitzen), eher leichte Lordose bei Übungen.

- Übungen zur Körperwahrnehmung
- Übungen zur Mobilisation der Wirbelsäule im Liegen, später im Stehen und Sitzen (besonders in Streckung, auch in alle eingeschränkten Richtungen, d. h. Beugung, Seitneigung, Rotation)
- Übungen zur Aktivierung der lokalen Stabilisatoren (Vorsicht in Akutphase – Druckverstärkung)
- Übungen zur Ansteuerung und Aktivierung der Rumpf- muskulatur
- Übungen zur Verbesserung der Koordination (statische Balance, dynamische Balance, Übungen mit Widerständen und Gleichgewichtsreaktionen)

- Lokale Ausdauer (Übungen mit geringer Intensität, über 30 Wiederholungen) und allgemeine Ausdauer (Walking, Laufen)
- Entspannung

Übungsprogramm bei Abnutzung der Wirbelsäule («Verschleiß», «Arthrose»)

Zu beachten: Keine starken axialen Stoßbelastungen, behutsam Hohlkreuz- und Rotationsbelastungen, Bewegungseinschränkungen respektieren, in schmerzfreier Position trainieren, bei Beweglichkeitsübungen ist leichter Dehnschmerz tolerierbar, der sofort wieder vergehen muss.

- Übungen zur Mobilisation (erst Flexion, auch Extension und dreidimensionale Bewegungen)
- Übungen zur Koordination (Körperwahrnehmung, statische und dynamische Balance, später Übungen mit Widerständen und Gleichgewichtsreaktionen)
- Übungen zur segmentalen Stabilisation
- Allgemeine muskuläre Kräftigung und Dehnungsübungen
- Lokale Ausdauer (Übungen mit geringer Intensität, über 30 Wiederholungen) und allgemeine Ausdauer (Walking, Laufen)
- Entspannung der verspannten Rückenmuskulatur

Übungsprogramm bei funktionellen Schmerz-syndromen der Wirbelsäule (Wirbelblockierung, Muskelhartspann, Verspannungen)

Zu beachten: Wichtig ist die Klärung der Ursachen (Diagnose).

- Entspannungsübungen zur Beschwerdelinderung
- Übungen zur Entspannung und Lockerung der verspannten Rumpf- und Nackenmuskulatur
- Übungen zur Mobilisation (erst Flexion, auch Extension und dreidimensionale Bewegungen)
- Übungen zur Koordination (Körperwahrnehmung, statische und dynamische Balance, später Übungen mit Widerständen und Gleichgewichtsreaktionen)
- Übungen zur segmentalen Stabilisation
- Allgemeine muskuläre Kräftigung und Dehnungsübungen

Übungsprogramm bei Gefügelockerung / Segmentlockerung (Instabilität)

Zu beachten: Keine extremen Gelenkendstellungen, Vorsicht beim Training mit Gewichten (Übungen sehr langsam durch-führen).

- Übungen zur Körperwahrnehmung
- Übungen zur segmentalen Stabilisation
- Übungen zur Koordination (statische und dynamische Balance, später Übungen mit Widerständen und Gleichge-wichtsreaktionen, alles zuerst in physiologischer Lordose, später mit segmentaler Bewegung)

- Übungen zur Kräftigung (auch mit Seilzügen, Thera-Band, Hanteln und Kraftmaschinen)

Übungsprogramm bei Spondylolyse, Spondylolisthesis (Wirbelgleiten)

Zu beachten: Keine übermäßigen Drehbewegungen (Rotationen), keine Überstreckungen, eher Übungen zur Entlordosierung, Vorsicht bei Stauchbelastungen (Sprünge), kein schweres Heben und Tragen von Lasten.

- Übungen zur Entspannung und Lockerung der verspannten Rumpf- und Nackenmuskulatur
- Übungen zur segmentalen Stabilisation
- Übungen zur Koordination (statische und dynamische Balance, später Übungen mit Widerständen und Gleichgewichtsreaktionen, alles zuerst in physiologischer Lordose, später mit segmentaler Bewegung)
- Übungen zur Kräftigung (auch mit Seilzügen, Thera-Band, Hanteln und Kraftmaschinen)
- Übungen zur Dehnung (z. B. der Hüftbeugemuskulatur)

Der Autor

Hans-Dieter Kempf, Jahrgang 1960, studierte Physik und Sportwissenschaft an der Universität Karlsruhe. Er entwickelte 1986 die Karlsruher Rückenschule und ist Gründungs- und Vorstandsmitglied des «Forums Gesunder Rücken – besser leben e. V.» von 1988. Seit 1993 ist er selbständig tätig als Fachautor (über 30 Buchpublikationen mit Übersetzungen in acht Sprachen) und als Referent und Lehrbeauftragter für Universitäten, Sport- und Sportfach- und Volkshochschulverbände, Krankenkassen, Ärzte- und Physiotherapieverbände und sonstige gesundheitsorientierte und pädagogische Institutionen. Für die Konföderation der deutschen Rückenschulen (KddR) erarbeitete er maßgeblich die Ziele und das Curriculum zur Rückenschullehrerweiterbildung.

Fachleute finden zahlreiche Informationen unter www.dierueckenschule.de. An Rücken- und Gesundheitskursen Interessierte finden Informationen unter www.rueckentraining.de.

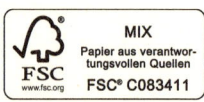